栄養科学シリーズ
NEXT
Nutrition, Exercise, Rest

地域公衆栄養学実習

市川知美・松本範子・金田直子／編

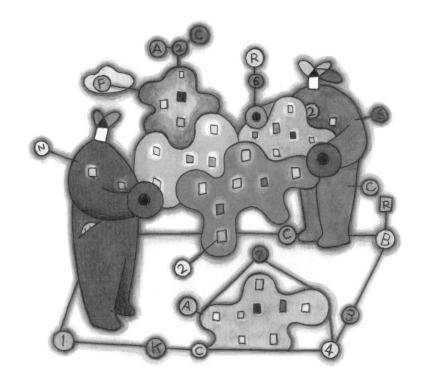

講談社

シリーズ総編集

木戸　康博　　甲南女子大学医療栄養学部医療栄養学科　教授

宮本　賢一　　龍谷大学農学部食品栄養学科　教授

実験・実習編担当委員

岡崎　　眞　　畿央大学健康科学研究所　客員研究員，畿央大学名誉教授

片井加奈子　　同志社女子大学生活科学部食物栄養科学科　教授

加藤　秀夫　　広島大学大学院医系科学研究科　客員教授

桑波田雅士　　京都府立大学大学院生命環境科学研究科　教授

執筆者一覧

市川　知美＊　広島女学院大学人間生活学部管理栄養学科　教授（0, 3, 4, 5, 10.2）

伊藤　裕美　　神戸学院大学栄養学部栄養学科　准教授（10.1）

岩橋　明子　　帝塚山大学現代生活学部食物栄養学科　准教授（10.3, 10.4）

金田　直子＊　帝塚山学院大学人間科学部食物栄養学科　専任講師（1）

河嶋　伸久　　京都光華女子大学健康科学部健康栄養学科　准教授（9）

小林　知未　　武庫川女子大学食物栄養科学部食物栄養学科　講師（8.3, 8.4, 8.6）

齊藤　曜子　　京都光華女子大学健康科学部健康栄養学科　准教授（8.1, 8.2, 8.5）

白戸　里佳　　公益財団法人八戸市総合健診センター　管理栄養士（2）

髙地リベカ　　奈良女子大学生活環境学部食物栄養学科　教授（7）

松本　範子＊　園田学園女子大学人間健康学部食物栄養学科　教授（3, 4, 5 コラム, 6, 10.2）

三好　美紀　　青森県立保健大学健康科学部栄養学科　准教授（2）

（五十音順，＊印は編者，かっこ内は担当章・節）

まえがき

　近年，我々を取り巻く環境は，大きく変化し，健康・栄養問題についても，日本国内だけでなく，世界規模で非感染性疾患いわゆる生活習慣病の増加が取り上げられています．これら疾病に対する予防・改善のため管理栄養士・栄養士に求められる役割は非常に大きく，知識や技術はもとより，より効果的な公衆栄養活動の実践に大きな期待が寄せられています．特に，平成 29 年度管理栄養士専門分野別人材育成事業（厚生労働省）として検討された「管理栄養士・栄養士養成のための栄養学教育モデル・コア・カリキュラム」では，行政栄養士として求められる管理栄養士・栄養士の「めざす姿」として健康保持増進はもとより，環境整備や地域ネットワークの構築，組織マネジメント能力，課題分析力，他職種連携能力，プレゼンテーション力が必要とされています．

　本書は，実習を通じてこれらの能力の向上が公衆栄養活動の現場でいかに重要であるかを理解し，健康保持増進につながる栄養マネジメントができる知識と技術を身に付けることを目的としています．「公衆栄養マネジメント編」，「調査編」，「実践編」の 3 編で構成し，各章で扱う実習内容の連動性にも配慮しました．また，ワークを数多く取り入れ，授業の事前事後学修にも活用できるよう工夫しています．

　なお，2011 年に刊行された同シリーズの「公衆栄養学実習」は，公衆栄養分野の研究に役立つ栄養調査技術や統計処理の技法に特化した実習書であり，本書との住み分けをはかっています．

　本書が学生の皆さんの学びの一助となり，公衆栄養活動を担う管理栄養士の活躍に繋がることを願っています．本書刊行にあたりご執筆ならびに多くのご助言を頂きました諸先生方，講談社サイエンティフィクの神尾朋美氏に厚く御礼申し上げます．

　　2022 年 9 月

編者　市川　知美

松本　範子

金田　直子

栄養科学シリーズ NEXT
【実験・実習編】の新期刊行にあたって

「栄養科学シリーズ NEXT」は, "栄養 Nutrition・運動 Exercise・休養 Rest" を柱に, 平成 10 年から刊行を開始したテキストシリーズです. 平成 14 年度からはじまった現在のカリキュラムや教員配置により, 管理栄養士養成教育はたいへん改善されました. また, 平成 21 年には, 特定非営利活動法人日本栄養改善学会により, 管理栄養士が備えるべき能力に関して「管理栄養士養成課程におけるモデルコアカリキュラム」が策定されました. 本シリーズではこれにも準拠するべく改訂を重ねています.

この度, NEXT 草創期のシリーズ総編集である中坊幸弘先生, 山本茂先生の意思を引き継いだ新体制により, 時代のニーズと栄養学の本質を礎にして, 「栄養科学シリーズNEXT」の一つとして「実験・実習編」を引き続き刊行していくこととなりました. 管理栄養士の業務は, 「栄養の指導」です. 「栄養の指導」は, 「食事管理」と「栄養管理」に大別できます. 管理栄養士の養成では, 「食事管理」に加え「栄養管理」に重点を置いた教育がなされ, その上で, 管理栄養士の国家試験受験資格が得られるしくみになっています.

「実験・実習編」では, 養成施設での基礎実験・実習を充実させるとともに, 養成施設で学ぶ技術と現場で利用する技術の乖離を埋める内容に心がけ, 現場で役に立つ内容としました. また, 管理栄養士教育の目標を達成するための内容を盛り込み, 他の専門家と協同してあらゆる場面で健康を担う食生活・栄養の専門職の養成を目指すことに心がけました.

本書で学ばれた学生たちが, 新しい時代を担う管理栄養士として活躍されることを願っています.

シリーズ総編集　木戸　康博

宮本　賢一

0. 公衆栄養活動を始めるにあたって

ねらい ● 健康日本 21（第二次）を理解する
● 食育推進基本計画を理解する

公衆栄養活動の目的は，保健，医療，福祉，介護，教育などのネットワークを構築し，すべての生活者の健康と栄養・食生活の課題に取り組むことである．

公衆栄養活動の実践では，常に生活者の健康と幸福を念頭に「公衆栄養アセスメント」の観点から，健康課題を明確化し，その解決に向けた「公衆栄養プログラム」の計画（Plan：P），実施（Do：D），評価（Check：C），改善（Act：A）を繰り返す（PDCA サイクル）．このような PDCA サイクルに基づく公衆栄養活動により，対象地域および集団の健康・栄養管理を行うことを公衆栄養マネジメントという．公衆栄養プログラムの実施には，対象者への適切な配慮と協働・連携者との相互理解により，効果的かつ円滑に事業を運営するマネジメント能力が求められる．生活者のニーズにあった公衆栄養活動には，ライフステージ別の栄養管理や行動変容を促す栄養教育の知識・技術なども活用する．

0.1 これまでの国民健康づくり対策

1925 年に養成が開始されたわが国の栄養士は，生活様式や食生活の変化に対応した公衆栄養活動を実施してきた（表 0.1）．これまでの 100 年近い取り組みを振り返りながら，現在の国民健康づくり対策「健康日本 21（第二次）」と食育推進基本計画の内容を確認する．

ワーク 0-1 国民健康づくり対策の変遷を知る

表 0.1 や健康日本 21（第二次）の推進に関する参考資料などを用いて，第 1 次から第 3 次までの国民健康づくり対策のおもな内容とそれに関連する指針などを【ワークシート 0-1】にまとめる．

「健康日本 21（第二次）の推進に関する参考資料」（厚生労働省）p.1-2
https://www.mhlw.go.jp/bunya/kenkou/dl/kenkounippon21_02.pdf

【ワークシート 0-1】これまでの国民健康づくり対策の変遷

健康づくり対策	期間	おもな内容と関連する指針
第1次国民健康づくり対策		
第2次国民健康づくり対策		
第3次国民健康づくり対策		

表 0.1 公衆栄養の歴史（年表）

元号	西暦(年)	ことがら	元号	西暦(年)	ことがら
明治	1884	・海軍軍医の高木兼寛，脚気予防のため軍艦乗組員の主食を白米食→パン食→米麦混合食に切り換える（たんぱく質と野菜を多くする，結果的にビタミンB_1摂取量が多くなった）	平成	2000	・第3次国民健康づくり対策「21世紀における国民健康づくり運動（健康日本21）」を策定 ・「食生活指針」策定（厚生省，農林水産省，文部省） ・栄養士法の一部が改正され，管理栄養士の資格は免許制となり，行う業務として傷病者に対する栄養指導などが位置づけられた（2002年4月施行）
	1909	・森林太郎を会長として脚気調査会を設立		2002	・国民の健康増進を総合的に推進することを目的として，栄養改善法を廃止し，健康増進法を制定（2003年5月施行）
大正	1920	・内務省栄養研究所設立（初代所長佐伯矩）		2003	・健康づくりのための睡眠指針
	1925	・佐伯矩，私立栄養学校を設立，栄養士の養成を開始		2004	・栄養教諭制度が成立（2005年4月から施行） ・「日本人の食事摂取基準（2005年版）」策定
昭和	1937	・保健所法公布，保健所に栄養士の配置		2005	・食育基本法が成立 ・「食事バランスガイド」策定（農林水産省，厚生労働省）
	1945	・栄養士規則制定 ・GHQから「一般住民の栄養調査」という覚書が出され，東京都内で栄養士による栄養調査が実施		2006	・「妊産婦のための食生活指針」策定 ・第1次食育推進基本計画（内閣府）
	1946	・全国的規模で最初の国民栄養調査を実施（年4回）		2008	・40～74歳の全国民への特定健康診査・特定保健指導の実施が義務づけ
	1947	・学校給食の開始 ・保健所法公布 ・栄養士法公布（1948年1月1日施行，栄養士規則は廃止）		2009	・「日本人の食事摂取基準（2010年版）」策定 ・特別用途食品制度，保健機能食品制度（消費者庁）
	1952	・栄養改善法公布・施行		2011	・第2次食育推進基本計画（内閣府）
	1954	・学校給食法公布		2012	・第4次国民健康づくり対策「健康日本21（第二次）」を策定
	1962	・栄養士法などの一部を改正する法律公布（1963年4月1日施行）管理栄養士制度の創設		2013	・食品表示法を創設
	1963	・第1回管理栄養士試験の学科試験（11月）および実地試験（1964年2月）の実施		2014	・「日本人の食事摂取基準（2015年版）」策定
	1969	・栄養審議会「日本人の栄養所要量について」答申		2015	・健康増進法の栄養表示基準が食品表示法の食品表示基準となる
	1972	・宮崎市（県立）と加西市（市立）の健康増進モデルセンター整備始まる		2016	・第3次食育推進基本計画（農林水産省） ・「食生活指針」の一部改正
	1978	・"健康づくり"元年として第1次国民健康づくり対策を展開		2018	・成育基本法（成育過程にある者及びその保護者並びに妊産婦に対し必要な成育医療等を切れ目なく提供するための施策の総合的な推進に関する法律）公布
	1982	・老人保健法公布（1983年2月1日施行）		2019	・「日本人の食事摂取基準（2020年版）」策定
	1985	・「健康づくりのための食生活指針」を策定 ・栄養士法および栄養改善法の一部を改正する法律公布（1987年4月1日施行）管理栄養士国家試験の義務づけ	令和	2020	・健康増進法の受動喫煙防止の全面施行
	1988	・第2次国民健康づくり対策（アクティブ80ヘルスプラン）展開		2021	・第4次食育推進基本計画（農林水産省） ・「妊産婦のための食生活指針」が「妊娠前からはじめる妊産婦のための食生活指針」に改定
平成	1990	・「健康づくりのための食生活指針（対象特性別）」を策定			
	1993	・「健康づくりのための運動指針」を策定			
	1994	・「健康づくりのための休養指針」を策定 ・保健所法が廃止され，地域保健法が成立			
	1996	・食品の栄養表示基準制度の導入			
	1997	・栄養改善法の一部改正（1994年）に伴い，4月1日より市町村が栄養相談・一般的栄養指導を実施			

［近藤真紀，公衆栄養学 第6版（酒井徹ほか編），p.21，講談社（2019）より改変］

0.2 | 健康日本 21（第二次）の基本方針

　健康日本 21（第二次）は，健康増進法に基づき 2013 年度から実施されている第 4 次国民健康づくり運動*である．すべての国民が共に支え合い，健やかで心豊かに生活できる活力ある社会の実現に向けて，図 0.1 に示した健康の増進に関する基本的な方向①〜⑤に基づいて実施されている．健康日本 21（第二次）の中でも栄養・食生活分野の目標項目は，国が示す公衆栄養活動の方向性であることから，目標設定の考え方を理解しておく必要がある．

*健康日本 21（第二次）は，当初は 2013 〜 2022 年度までの 10 か年計画であったが，2021 年 8 月に厚生労働省より「国民の健康の増進の総合的な推進を図るための基本的な方針の一部を改正する件」が告示され，2023 年度までの 11 年間となった．延長の理由は，医療費適正化計画などの期間と健康日本 21（第二次）に続く次期国民健康づくり運動プラン（仮称）の期間とを一致させることなどを目的としている．なお，次期国民健康づくり運動プラン（仮称）は 2022 年度に策定・公表され，2024 年度から実施される．

健康の増進に関する基本的な方向

① **健康寿命の延伸と健康格差の縮小**
　生活習慣の改善や社会環境の整備によって達成すべき最終的な目標．

② **生活習慣病の発症予防と重症化予防の徹底（NCD（非感染性疾患）の予防）**
　がん，循環器疾患，糖尿病，COPD に対処するため，一次予防・重症化予防に重点を置いた対策を推進．国際的にも NCD 対策は重要．

③ **社会生活を営むために必要な機能の維持及び向上**
　自立した日常生活を営むことを目指し，ライフステージに応じ，「こころの健康」「次世代の健康」「高齢者の健康」を推進．

④ **健康を支え，守るための社会環境の整備**
　時間的・精神的にゆとりある生活の確保が困難な者も含め，社会全体が相互に支え合いながら健康を守る環境を整備．

⑤ **栄養・食生活，身体活動・運動，休養，飲酒，喫煙，歯・口腔の健康に関する生活習慣の改善及び社会環境の改善**
　生活習慣病の予防，社会生活機能の維持及び向上，生活の質の向上の観点から，各生活習慣の改善を図るとともに，社会環境を改善．

図 0.1　国民の健康の増進に関する基本的な方向
［厚生労働省，健康日本 21（第二次）参考資料］

ワーク 0-2　健康日本 21（第二次）に示されている目標の設定理由を確認する

　健康日本 21（第二次）の目標は，計画策定時の現状と科学的根拠に基づいて設定されている．このワークでは，目標の設定理由となった栄養・食生活の課題と科学的根拠を理解する．

① 以下の参考資料を読み，「①栄養・食生活分野の目標（ⅰ）～（ⅴ）」の設定理由である策定時の課題と科学的根拠を【ワークシート 0-2】に整理する．

② ①を理解し，図 0.2 で各目標項目の関連性を確認する．

「健康日本 21（第二次）の推進に関する参考資料」（厚生労働省）p.91-103
https://www.mhlw.go.jp/bunya/kenkou/dl/kenkounippon21_02.pdf

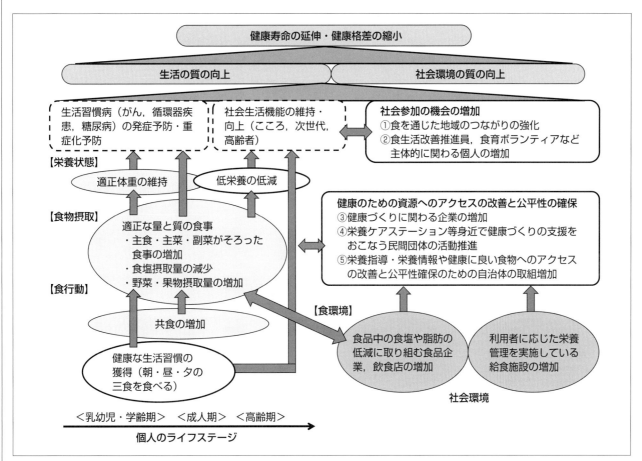

図 0.2　栄養・食生活の目標設定の考え方
［厚生労働省，健康日本 21（第二次）参考資料］

【ワークシート0-2】健康日本21（第二次）の栄養・食生活分野における目標の設定理由

目標	設定理由	
	策定時の課題	科学的根拠
（ⅰ）適正体重を維持している者の増加 （肥満（BMI ≧ 25），やせ（BMI < 18.5）の減少）	（記入例） ・適正体重者（18.5 ≦ BMI < 25）の割合は，15歳以上66.7%で，男性は減少傾向，女性は横ばいにある ・肥満は，20～60歳代の男性で31.2%と多く，過去10年間で有意に増加している ・女性の肥満は40～60歳代で22.2%である ・やせは，20歳代女性で29.0%と多い （平成22年国民健康・栄養調査）	（記入例） ・肥満はがん，循環器疾患，糖尿病などの生活習慣病との関連がある ・若年女性のやせは骨量減少，低出生体重児出産のリスクなどとの関連がある
（ⅱ）適切な量と質の食事をとる者の増加 ア．主食・主菜・副菜がそろった食事の増加		
イ．食塩摂取量の減少		
ウ．野菜・果物摂取量の増加		
（ⅲ）共食の増加 （食事を1人で食べる子どもの割合の減少）		
（ⅳ）食品中の食塩や脂肪の低減に取り組む食品企業および飲食店の登録数の増加		
（ⅴ）利用者に応じた食事の計画，調理および栄養の評価，改善を実施している特定給食施設の割合の増加		

BMI：body mass index，体格指数．体重（kg）／身長（m）²

0.3 | 食育推進基本計画の概要

　食育推進基本計画は，食育基本法に基づき5年間の取り組みとして，食育に関する基本的な方針や目標を定めているものである．第4次食育推進基本計画（2021～2025年）は，国民の健康や食を取り巻く環境の変化，社会のデジタル化といった食育をめぐる状況を踏まえ，以下の3つの重点事項を基本的な方針として示している．[出典：農林水産省，第4次食育推進基本計画，2021年　https://www.maff.go.jp/j/syokuiku/]

＜重点事項＞

重点事項1　生涯を通じた心身の健康を支える食育の推進（国民の健康の視点）

重点事項2　持続可能な食を支える食育の推進（社会・環境・文化の視点）

重点事項3　「新たな日常」やデジタル化に対応した食育の推進（横断的な視点）

＜基本的な取り組み方針＞

(1) 国民の心身の健康の増進と豊かな人間形成

(2) 食に関する感謝の念と理解

(3) 食育推進運動の展開

(4) 子供の食育における保護者，教育関係者等の役割

(5) 食に関する体験活動と食育推進活動の実践

(6) 我が国の伝統的な食文化，環境と調和した生産等への配慮及び農山漁村の活性化と食料自給率の向上への貢献

(7) 食品の安全性の確保等における食育の役割

ワーク 0-3　第4次食育推進基本計画のおもな取り組みを調べる

　重点事項1の生涯を通じた心身の健康を支える食育として，次のような取り組みが推進されている．それぞれの目的と内容を調べ，重点事項1とのつながりを理解する．

＜おもな取り組み＞

「スマート・ライフ・プロジェクト」

「毎日くだもの200グラム運動」

「栄養ケア・ステーション」

「子ども食堂と連携した食育」

① 上記のおもな取り組みから2つ選び，目的と具体的な内容を調べ，表0.2を参考に【ワークシート0-3】に記入する．

② インターネットで検索する場合は，各取り組みを推進している国の機関のホームページなどから情報収集することが望ましい．情報の出典もワークシートに明記する．

表 0.2 【ワークシート 0-3】重点事項 1 に関連する取り組みの目的と内容（記入例）

取り組み	早寝早起き朝ごはん
目的	早寝早起きや朝食をとるなど子どもの基本的生活習慣の確立や生活リズムの向上を目的としている
内容	この取り組みは，文部科学省が推進する国民運動である．子どもたちに「早寝早起き朝ごはん」を意識させ，生活リズムの乱れや朝食欠食を減らすための啓発活動である．小・中学校では，啓発資料やワークシートを活用しながら，子どもに睡眠や朝食の重要性を理解させる指導や保護者の学習機会を設けて啓発している．地域では，子どもたちが放課後や土日に参加する活動の場で，正しい生活習慣を身に付けられる機会を設けることを推進している
出典	文部科学省，「早寝早起き朝ごはん」国民運動の推進について https://www.mext.go.jp/a_menu/shougai/asagohan/

【ワークシート 0-3】重点事項 1 に関連する取り組みの目的と内容

取り組み	
目的	
内容	
出典	

取り組み	
目的	
内容	
出典	

0.4 地域に根差した公衆栄養活動を進めるにあたって

　地域に根差した公衆栄養活動は，地域の現状や住民のニーズに合わせて継続的に取り組むことが重要である．本実習書で取り上げる内容を図0.3に示した．

　1～5章までは，公衆栄養活動と公衆栄養マネジメントの基本的な進め方を理解する．また，公衆栄養マネジメントで必要とされる知識・技術として，6章のプレゼンテーションや7～9章の調査編にまとめられた栄養疫学，食事調査，質問紙調査の活用を理解する．さらに10章の実践編では公衆栄養プログラムの事例を用いながら，実践的な公衆栄養マネジメントの展開を学び，公衆栄養活動の全体像を理解する．

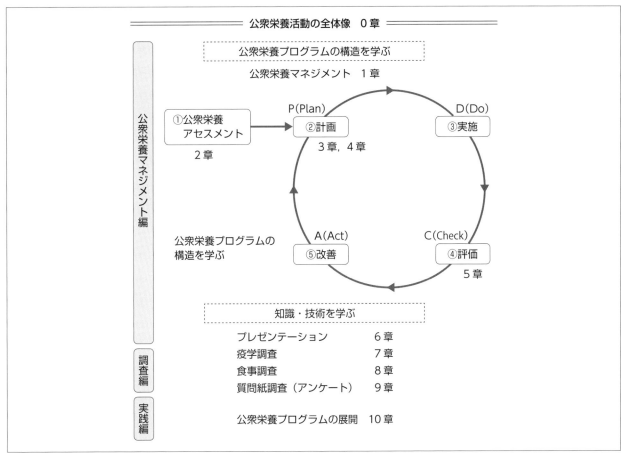

図0.3　地域公衆栄養学実習の全体図

【公衆栄養マネジメント編】

1. 公衆栄養マネジメント

ねらい ● PDCA サイクルに沿って公衆栄養マネジメントを理解する
● プリシード・プロシードモデルを理解する

公衆栄養活動は，対象地域および集団の健康・栄養課題を解決し，健康の維持・増進を目的に生活の質（quality of life：QOL）の向上を目指す活動である．その活動の効果・効率を高めるためには，PDCA サイクルに沿った公衆栄養マネジメントを行うことが重要である．

1.1 公衆栄養マネジメント

公衆栄養マネジメントは，図 1.1 の流れに沿って進める．公衆栄養アセスメントにより，対象地域および集団の健康・栄養課題を明確化し，PDCA サイクルを繰り返しながら目標達成を目指す．

① 公衆栄養アセスメント：対象地域や集団の実態把握を行い，課題を明確にする．
② Plan（P，計画）：アセスメント結果から課題解決のための目標を設定し，目標達成に向けた公衆栄養プログラムを計画する．
③ Do（D，実施）：計画した公衆栄養プログラムを実施する．

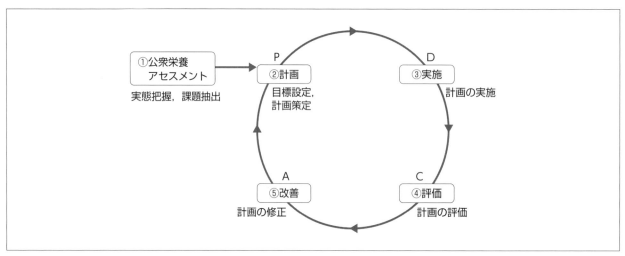

図 1.1 公衆栄養マネジメント

④ Check（C, 評価）：公衆栄養プログラムは計画通り実施できたかを実施中，実施後に評価する．

⑤ Act（A, 改善）：評価結果を実施中の計画および次の計画の修正・改善に活かす．

1.2 プリシード・プロシードモデル

プリシード・プロシードモデルは，グリーン（L.W. Green）らによって開発されたヘルスプロモーションや保健プログラムの企画・評価モデルであり，公衆栄養マネジメントの展開に活用されている．

このモデルは，「ヘルスプロモーションとは健康な行動や生活状態ができるように教育的かつ環境的サポートを組み合わせることである」とする考え方を前提につくられており，公衆栄養アセスメントおよび計画策定にかかわるプリシード（第1〜4段階）と，実施・評価にかかわるプロシード（第5〜8段階）の2つの部分から構成され，最終目標を「QOL（生活の質）の向上」としている（図1.2）．プリシード・プロシードモデルの各段階で行う内容を表1.1に示す．

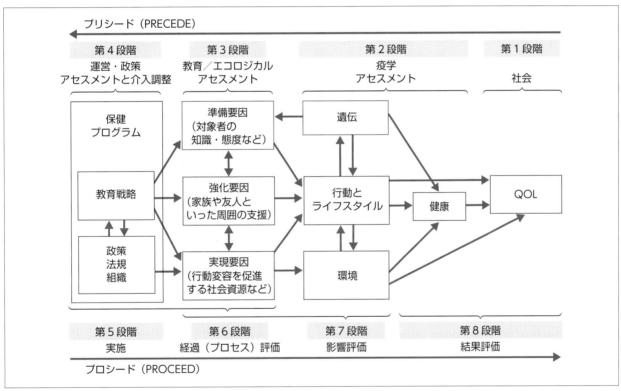

図 1.2　プリシード・プロシードモデル

表 1.1 プリシード・プロシードモデルの各段階で行う内容

プリシード	第1段階	社会アセスメント	対象地域・集団の「QOL」をあらわす指標を用いてアセスメントする
	第2段階	疫学アセスメント	「健康」は，QOLに影響する健康状態の指標を用いてアセスメントする 「遺伝」，「行動とライフスタイル」，「環境」は，「健康」に影響する遺伝要因，生活習慣・保健行動の要因，環境要因となる指標を用いてアセスメントする
	第3段階	教育・エコロジカルアセスメント	「準備要因」，「強化要因」，「実現要因」は，「行動とライフスタイル」，「環境」に影響する次の指標を用いてアセスメントする ・準備要因：対象者の行動につながる知識・態度・意識・信念・価値観をあらわす指標 ・強化要因：ある行動後にその行動の継続を後押しする家族や友人といった周囲の励ましや支援の有無をあらわす指標 ・実現要因：行動変容を促進する専門家の存在や保健サービス（料理教室や相談できる機会など）といった社会資源をあらわす指標
			第1～第3段階のアセスメント結果から目標設定を行う
	第4段階	運営・政策アセスメントと介入調整	公衆栄養プログラムを実施する際に利用可能な資源（人，物，場所，予算など），現行の政策，根拠法，実施の障害となる要因などを確認し，計画を策定する
プロシード	第5段階	実施	計画に従って公衆栄養プログラムを実施する
	第6段階	経過（プロセス）評価	公衆栄養プログラムの実施状況や資源（人，物，場所，予算）の活用状況，参加率といった第4段階から第5段階に該当する項目を評価する．プログラム実施中は必要に応じて修正・改善を行う
	第7段階	影響評価	公衆栄養プログラムの実施により第2段階の「行動とライフスタイル」や第3段階の「準備要因」，「強化要因」，「実現要因」で設定した目標の達成状況を評価する
	第8段階	結果評価	第2段階の「健康」の目標と第1段階の「QOL」の目標の達成状況を評価する

ワーク 1-1 健康日本21（第二次）を用いて，プリシード・プロシードモデルを理解する

① 表1.2と表1.3に示す健康日本21（第二次）の目標①～⑦が，【ワークシート1-1】プリシード・プロシードモデルのどの段階に当てはまるかを考え，記入する．

② 次に「行動とライフスタイル」に該当する目標を1つ選び，それにつながる「準備要因」，「強化要因」，「実現要因」を考え，【ワークシート1-1】に記入する．

表 1.2 健康日本21（第二次）における健康寿命の延伸と健康格差の縮小の実現に関する目標

項目	策定時のベースライン値	目標値（2022年度）
①健康寿命の延伸（日常生活に制限のない期間の平均の延伸）	男性 70.42年　女性 73.62年 （平成22年 厚生労働科学研究費補助金「健康寿命における将来予測と生活習慣病対策の費用対効果に関する研究」）	平均寿命の増加分を上回る健康寿命の増加
②健康格差の縮小（日常生活に制限のない期間の平均の都道府県格差の縮小）	男性 2.79年　女性 2.95年 （平成22年 厚生労働科学研究費補助金「健康寿命における将来予測と生活習慣病対策の費用対効果に関する研究」）	都道府県格差の縮小

表 1.3　健康日本 21（第二次）における栄養・食生活の改善に関する目標

項目		策定時のベースライン値	目標値（2022 年度）
③適正体重を維持している者の増加 （肥満（BMI 25 以上），やせ（BMI 18.5 未満）の減少）		20 ～ 60 歳代男性の肥満者の割合　31.2% 40 ～ 60 歳代女性の肥満者の割合　22.2% 20 歳代女性のやせの者の割合　29.0% （平成 22 年 厚生労働省「国民健康・栄養調査」）	28% 19% 20%
④適正な量と質の食事をとる者の増加	④-1　主食・主菜・副菜を組み合わせた食事が 1 日 2 回以上の日がほぼ毎日の者の割合の増加	68.1% （平成 23 年 内閣府「食育の現状と意識に関する調査」）	80%
	④-2　食塩摂取量の減少	10.6 g （平成 22 年 厚生労働省「国民健康・栄養調査」）	8 g
	④-3　野菜と果物の摂取量の増加	野菜摂取量の平均値 282 g 果物摂取量 100 g 未満の者の割合 61.4% （平成 22 年 厚生労働省「国民健康・栄養調査」）	350 g 30%
⑤共食の増加（食事を 1 人で食べる子どもの割合の減少）		朝食　小学生 15.3%　中学生 33.7% 夕食　小学生　2.2%　中学生　6.0% （平成 22 年度（独）日本スポーツ振興センター「児童生徒の食生活など実態調査」）	減少傾向へ
⑥食品中の食塩や脂肪の低減に取り組む食品企業および飲食店の登録数の増加		食品企業登録数　14 社 飲食店登録数　　17,284 店舗 （平成 24 年 食品企業：食品中の食塩や脂肪の低減に取り組み，Smart Life Project に登録のあった企業数，飲食店：自治体からの報告（エネルギーや塩分控えめ，野菜たっぷり・食物繊維たっぷりといったヘルシーメニューの提供に取り組む店舗数））	食品企業登録数 100 社 飲食店登録数 30,000 店舗
⑦利用者に応じた食事の計画，調理および栄養の評価，改善を実施している特定給食施設の割合の増加		管理栄養士・栄養士を配置している特定給食施設の割合　70.5% （平成 22 年 厚生労働省「衛生行政報告例」）	80%

［厚生科学審議会地域保健健康増進栄養部会「健康日本 21（第二次）」中間評価報告書（2018 年 9 月）より抜粋］

平均寿命と健康寿命

　平均寿命とは 0 歳の人が肉体的に何歳まで生きるかを予測した平均余命のことであり，健康寿命とは健康上の理由で日常生活が制限されることなく生活できる期間のことである．平均寿命と健康寿命の差は，「日常生活が制限される期間」であり，これを縮めることが QOL の向上につながる．

　平均寿命や健康寿命は毎年変動するため最新の情報を確認する．

【ワークシート1-1】プリシード・プロシードモデル

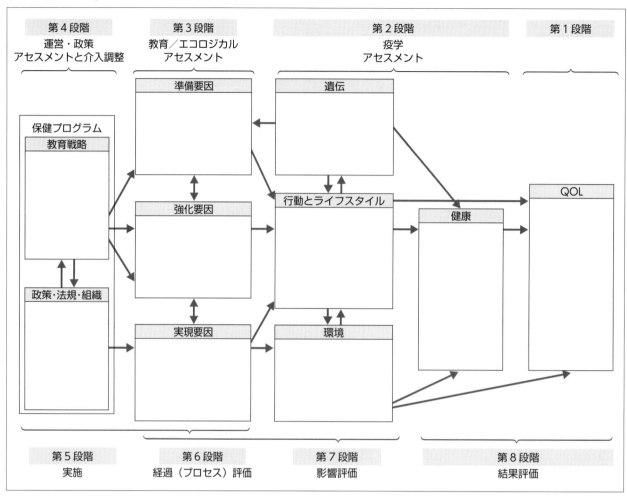

2. 公衆栄養アセスメント

ねらい ● 既存資料を活用したアセスメント方法を理解する
● 実態調査によるアセスメント方法を理解する
● 食事摂取基準を活用したアセスメント方法を理解する

公衆栄養アセスメントとは，政策決定の妥当性，地域（コミュニティ）のニーズや課題，その原因，効果的な介入方法などを検討するために実態の把握，分析をすることである．特に，地域におけるさまざまな背景要因や人々の健康にかかわる行動，健康状態，ニーズなどを把握し，総合的にアセスメントを行うことを「地域診断」という．「地域診断」は，地域住民が目指す主観的な QOL（生活の質），健康状態，生活習慣病，知識，態度，価値観，社会資源ならびに地域特性を把握・評価して，地域の健康・栄養課題の抽出・目標を設定するために行うものである．

2.1 文献調査（既存資料の活用）

既存資料には，調査目的別，調査機関別（公的／民間機関），調査対象地域別（国，都道府県，市町村レベル），対象集団別などの各種資料がある．おもな既存の資料を表 2.1 に示す．

アセスメントの対象地域や集団の実態とともにその比較対照の実態把握のために活用する．健康日本 21（第二次）の計画策定や評価は，都道府県の健康・栄養調査，特定健康診査・特定保健指導の結果，診療報酬明細書（レセプト）の情報などを活用し，データベースが構築されている．

既存資料を活用したアセスメントは，以下の 3 点を把握する．

（1）既存資料の管轄機関

（2）既存資料の内容

（3）調査周期

表 2.1　おもな既存資料

管轄機関	統計・調査名	内容	調査周期
厚生労働省	人口動態調査	出生・死亡・婚姻・離婚・死産に関する数，比率	毎年
	生命表	平均余命，平均寿命など	完全生命表（5年），簡易生命表（毎年）
	国民生活基礎調査	世帯の保健・医療・福祉・年金・所得状況など	大規模（3年），小規模（毎年）
	医療施設調査	医療施設の分布および整備の実態，診療機能など	3年
	衛生行政報告例	各都道府県，指定都市および中核市における衛生行政の実態（精神保健福祉，栄養，衛生検査，生活衛生，食品衛生，医療，薬事，母体保護，難病・小児慢性特定疾病）	毎年
	患者調査	病院および診療所を利用する患者の傷病の状況など	3年
	国民健康・栄養調査	国民の身体の状況，栄養摂取量および生活習慣の状況	毎年
	歯科疾患実態調査	国民の歯科疾患の現状	5年
	特定健康診査・特定保健指導の実施状況	特定健康診査・特定保健指導の実施率など	毎年
	地域保健・健康増進事業報告	保健所および市区町村ごとの保健施策など	毎年
	食中毒統計調査	食中毒の患者数，死者数など	毎月
	感染症発生動向調査	一類〜五類感染症の全数把握疾患についての報告数，累積報告数，都道府県別の状況など	毎週，毎年
	乳幼児身体発育調査	乳幼児の身体発育の状態など	10年
	乳幼児栄養調査	乳幼児の栄養方法および食事の状況など	10年
	介護給付費等実態統計	介護サービスにかかる給付費などの状況	毎月
	介護保険事業状況報告	第1号被保険者数，要介護（要支援）認定者数，居宅（介護予防）サービス受給者数，地域密着型（介護予防）サービス受給者数，施設サービス受給者数など	毎月
	国民医療費	保険診療の対象となり得る傷病の治療に要した費用（医科診療，歯科診療にかかる診療費，薬局調剤医療費，入院時食事・生活医療費，訪問看護医療費など）	毎年
農林水産省	食料需給表	食料需給の動向，供給純食料，国内生産量，供給熱量，栄養素	毎年
文部科学省	体力・運動能力調査	年齢別・学校段階別テスト，体格測定の結果など	毎年
	学校保健統計調査	幼児，児童および生徒の発育状態，健康状態など	毎年
	学校給食実施状況等調査	学校給食の実施率，学校給食調理員の配置状況，給食費，米飯給食実施率など	隔年
	学校給食栄養報告	栄養素など摂取状況，使用食品の分類別摂取状況，地場産物・国産食材の使用割合	隔年（摂取状況），毎年（使用割合）
総務省	国勢調査	人口，就業状態，世帯構造など	5年
	家計調査	家計の収入・支出，貯蓄・負債	毎月

ワーク 2−1　既存資料を活用した公衆栄養アセスメントを実施する

■**ワーク 2−1−1**　既存資料を活用して，プリシード・プロシードモデルの第1段階（社会アセスメント），第2段階（疫学アセスメント），第3段階（教育・エコロジカルアセスメント）の視点から，対象地域および集団の特性を把握する．

① 「対象地域・集団」と「テーマ」を決める．

② ①について，【ワークシート2−1−1】の「把握する項目例」に示した情報を既存資料から収集し整理する．地域の特性を把握するには，比較する資料（以下「対照資料」）を準備し（例：全国平均・他の都道府

県などのデータ），地域資料と対照資料は同じ年に発表されたデータを比較する．

③ 地域資料と対照資料を比較し，地域の特性を記入する．

④ 資料・データの引用は，シート内に「出典」を明記する．

【ワークシート 2–1–1】対象地域および集団の特性把握

（対象地域・集団： ）（テーマ： ）

把握する項目例	地域		対照		地域特性
	データ	出典	データ	出典	
第1段階　社会アセスメント（QOL） ・健康寿命 ・その他					
第2段階　疫学アセスメント（健康） ・平均寿命 ・死因別死亡率 ・疾病罹患率 ・介護状況 ・その他 （行動とライフスタイル，環境） ・栄養摂取状況 ・運動実践状況 ・地理的状況 ・産業状況 ・栄養成分表示店の状況 ・その他					
第3段階　教育・エコロジカルアセスメント ・食に関する知識・技術 ・食に関する意識 ・家族状況 ・社会資源 ・その他					

注1：調査年と資料名を必ず明記する．
注2：市町村レベルで把握できない項目は，都道府県レベルのデータを書き込む．

■**ワーク 2-1-2** プリシード・プロシードモデルを活用し，ワーク 2-1-1 で整理した対象地域のアセスメント項目の相互関係を理解する．

① 対象地域および集団の「健康」課題とその要因となる「行動とライフスタイル」・「環境」，さらにそれらに影響を及ぼす「準備要因」・「強化要因」・「実現要因」を【ワークシート 2-1-2】に記入し，相互関係を確認する．

② 対象地域の特性や課題についてグループで話し合い，発表する．

【ワークシート 2-1-2】プリシード・プロシードモデル

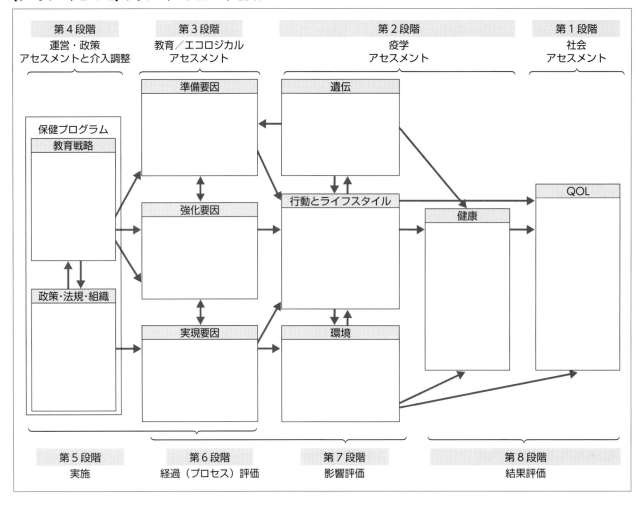

 内のテキスト：

第4段階　運営・政策アセスメントと介入調整
第3段階　教育／エコロジカルアセスメント
第2段階　疫学アセスメント
第1段階　社会アセスメント

保健プログラム
教育戦略
政策・法規・組織

準備要因
強化要因
実現要因

遺伝
行動とライフスタイル
環境

健康

QOL

第5段階　実施
第6段階　経過（プロセス）評価
第7段階　影響評価
第8段階　結果評価

2.2 実態調査（観察法，質問紙法）

　対象地域および集団の現状把握では，既存資料から得られる情報を最大限活用する．既存資料にはない不足するデータは新たな実態調査を行い，情報を補う．たとえば，健康や食に関する意識調査などがこれに該当する．新たな調査は，人的資源，金銭的資源，時間および対象者の協力が不可欠であり，入念な計画と実施に向けた準備が必要となる．

　実態調査には観察法と質問紙法があり，観察法は施設の利用者数や参加者数のように地域や集団全体の状況を調査員が観察によって調査する方法である．一方，質問紙法とは，質問紙（アンケートなど）を用いて対象者の情報を収集する調査法である．面接や電話によって口頭で質問する方法も含まれる．質問紙法は，回答の記述者の違いにより自記式（対象者本人が記入）と他記式（調査員が記入）に分類され，質問紙の配布・回収方法によってもさらに細かく分類される（表2.2）．これらの知識は，実態調査の方法を対象者に説明する際に必要となるため復習しておくとよい．

　また，調査結果の比較対照として使用したい既存資料がある場合は，実態調査でも既存資料と同一の質問文と選択肢を設定するなど，外部妥当性を確保する必要がある（たとえば，国民健康・栄養調査の欠食率と対象集団の結果を比較したい場合は，国民健康・栄養調査の欠食の定義に合わせた質問文を設定する）．質問紙の具体的な作成方法は，9章を参照されたい．

表2.2　質問紙法のおもな分類

	分類	内容
自記式	配票法（留め置き法）	調査員が対象者の自宅を訪問し，質問紙を配布し一定期間後に回収する方法
	郵送法	対象者の自宅へ質問紙を郵送し，回答を返送してもらう方法
	集合法	決められた会場に対象者が集合し，質問紙に回答する方法
他記式*	面接法	面接によって調査員が対象者に口頭で質問し，調査員が回答を記録する方法
	電話法	電話によって調査員が対象者に口頭で質問し，調査員が回答を記録する方法

＊他記式でも自記式と同様に，同じ質問項目および回答項目で調査を行う．

ワーク 2-2　実態調査を行うためのアセスメント項目を考える

① ワーク2-1-2で記入した【ワークシート2-1-2】の「行動とライフスタイル」とそれに関連する「準備要因」，「強化要因」，「実現要因」のアセスメント項目を確認したのち，現状把握を行うために追加すべきアセスメント項目を考え，【ワークシート2-1-2】に赤字で記入する．

アセスメントの機会は1度きりではない

　公衆栄養アセスメントでは，国，都道府県，市町村といった行政区域ごとの現状は既存資料で把握できるが，さらに小規模な集団のアセスメントは，実態調査や聞き取りなどによる情報収集が中心となる．周りの人々も対象集団の一部であるという意識を持ち，アセスメントに必要な情報を集めてみよう．また，料理教室や講演会のように参加者が特定できる場合は，事前アンケートの実施や当日の参加者への問いかけによって知識・技術の確認，意欲などを把握することができる．このようにさまざまな機会でアセスメントを行うことが，対象者のニーズに合った公衆栄養プログラムにつながる．

2.3 食事摂取基準の活用

　対象集団の食事摂取状況をアセスメントする際には，食事摂取基準を活用する．図 2.1 は日本人の食事摂取基準（2020 年版）に示された PDCA サイクルに基づく活用である．

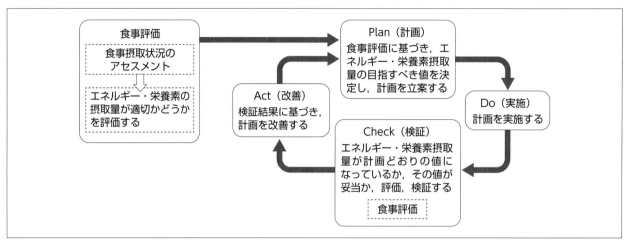

図 2.1　食事摂取基準の活用と PDCA サイクル
[厚生労働省，日本人の食事摂取基準（2020 年版），総論 p.23]

　まず，食事摂取状況のアセスメントにより，集団のエネルギー・栄養素の摂取量が適切かどうかを評価する．食事評価に基づき，食事改善計画の立案（Plan），食事改善を実施（Do）し，それらの検証（Check）を行う．検証を行う際は，食事評価を行う．検証結果を踏まえ，計画や実施の内容を改善（Act）する．

　エネルギーならびに各栄養素の摂取状況のアセスメントは，食事調査から得られた摂取量と食事摂取基準の各指標で示されている値を比較して行う．ただし，エネルギー摂取量の過不足の評価には，BMI または体重変化量を用いる．なお，食事調査法は種類により長所・短所があること，測定誤差（特に過少申告・過大申告と日間変動）の可能性を含んでいることなどを理解し，食事調査結果の信頼性を考慮する必要がある．食事摂取状況のアセスメントは，集団の摂取量の分布から摂取不足や過剰摂取の可能性がある人の割合などを推定する．その結果に基づき，適切なエネルギーや栄養素の摂取量について目標値を提案し，食事改善の計画と実施につなげる（図 2.2）．

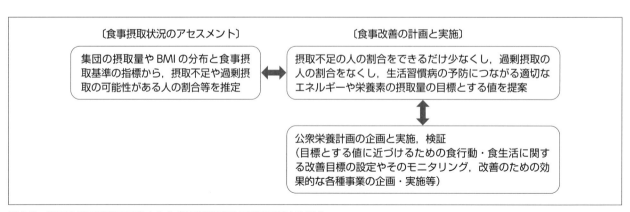

図 2.2　集団の食事改善を目的とした食事摂取基準の活用の基本的概念
[厚生労働省，日本人の食事摂取基準（2020 年版），総論 p.41]

食事摂取基準を活用した地域集団の食事摂取状況のアセスメントについて考える

■**ワーク 2-3-1** 食事摂取基準を参照し,【ワークシート 2-3-1】の (1) ～ (5) について,正しいアセスメント方法であれば正誤欄に〇を,誤った方法の場合は×,および正しいアセスメント方法を記入する.

【ワークシート 2-3-1】食事摂取基準に基づいた食事摂取状況のアセスメント方法

アセスメント方法	正誤	正しいアセスメント方法
(1) エネルギーの過不足を評価するため,推定エネルギー必要量 (EER) に対する平均エネルギー摂取量の比率を算出した.		
(2) たんぱく質の不足を評価するため,推奨量 (RDA) 未満の者の割合を算出した.		
(3) カリウムの不足を評価するため,目安量 (AI) を下回っている者の割合を算出した.		
(4) 生活習慣病予防のためのナトリウム (食塩相当量) について,目標量 (DG) 以上の者の割合を算出した.		
(5) ビタミン A の過剰を評価するため,耐容上限量 (UL) を下回る者の割合を算出した.		

EER：estimated energy requirement,RDA：recommended dietary allowance,AI：adequate intake,DG：tentative dietary goal for preventing life-style related diseases,UL：tolerable upper intake level

■**ワーク 2-3-2** あなたは,Y 市保健所に勤務する管理栄養士である.市の健康増進事業計画を見直すために,地域住民を対象とした健康・栄養調査（食物摂取状況調査を含む）を行った.食事摂取基準（2020 年版）を活用して表 2.3 の脂肪エネルギー比率の分布のアセスメントを行う.

① 脂肪エネルギー比率の目標量（DG）を【ワークシート 2-3-2】に記入する.

② 目標量（DG）の範囲を逸脱している人の割合を計算し,ワークシートのアセスメント結果の欄に記入する.

③ アセスメント結果を比較し,どのような違いがあるかを記入する.

表 2.3 Y 市における脂肪エネルギー比率の分布（模擬事例）

脂肪エネルギー比率	男性		女性	
	人数	%	人数	%
15%未満	21	4.6	18	3.4
15 ～ 20%未満	54	11.8	50	9.5
20 ～ 25%未満	100	21.8	91	17.3
25 ～ 30%未満	124	26.9	134	25.5
30 ～ 35%未満	91	19.8	114	21.7
35%以上	69	15.0	119	22.6
合　計	459	100.0	526	100.0

【ワークシート2-3-2】Y市における脂肪エネルギー比率のアセスメント結果と性差のまとめ

	男性	女性
食事摂取基準の目標量（DG）		
アセスメント結果		
性差		

3. 公衆栄養プログラムの目標設定

公衆栄養プログラムとは，公衆栄養活動の事業計画全体を指す．公衆栄養プログラムは，生活の質（QOL）の向上，健康寿命の延伸，健康格差の縮小を目指す．効果的なプログラムの計画には，対象地域や集団のアセスメントによる課題抽出と適切な目標設定が重要である．

3.1 目標の種類と設定方法

公衆栄養プログラムの目標は，達成までの期間に応じて「長期目標」，「中期目標」，「短期目標」に分類される（表3.1）．これらは，プリシード・プロシードモデルの第1段階～第3段階のアセスメント結果に基づき設定する．また，目標達成までの期間により計画の対象範囲・規模は異なる．各目標と計画の種類・規模などについては，表3.1に示す．

A. 目標の種類

(1) 長期目標　長期目標は，QOLの向上や健康寿命の延伸，健康課題の改善のために，10年程度の期間で達成を目指すものである．図1.2（p.14参照）のプリシード・プロシードモデルでは，第1段階（社会アセスメント）の「QOL」および第2段階（疫学アセスメント）の「健康」で抽出された課題が該当する．また，長期目標の達成度は，第8段階の「結果評価」として評価される．

(2) 中期目標　中期目標は，健康課題に影響を及ぼす生活習慣や環境要因の解決のために，3～5年程度の期間で達成を目指すものである．プリシード・プロシードモデルでは，第2段階（疫学アセスメント）

表3.1　目標の種類と計画

目標			計画	対象範囲・規模	具体性
長期目標	10年程度	QOLの向上 健康課題の改善	基本構想・基本計画	大規模	抽象的
中期目標	3～5年程度	生活習慣の改善・定着 環境の改善	行動計画・実施計画	↕	↕
短期目標	1～2年程度	行動の改善 知識・意識の改善など	事業計画	小規模	具体的

の「行動とライフスタイル」および「環境」の課題に対応した目標である．中期目標の達成度は，短期目標とともに第7段階の「影響評価」として評価される．

（3）短期目標　　短期目標は，生活習慣や環境因子に影響を及ぼす対象者の知識・態度，周囲の支援，保健サービスといった社会資源の改善のために，1～2年程度の短い期間で達成を目指すものである．プリシード・プロシードモデルの第3段階（教育／エコロジカルアセスメント）に示された「準備要因（対象者の知識・態度など）」，「強化要因（家族や友人といった周囲の支援）」，「実現要因（対象者の行動変容を促進する社会資源など）」の3つの課題に対応した目標である．短期目標の達成度は，中期目標とともに第7段階の「影響評価」として評価される．

B. 長期目標，中期目標，短期目標の設定方法

目標は，図3.1のように目指すべき到達点の達成に向けて，長期目標，中期目標，短期目標の順に設定する．

また，長期目標につながる中期目標を設定するには，疾病と栄養・食生活などの関連を理解しておく必要がある．0章のワーク0-2で参照した健康日本21（第二次）の目標の設定理由や食事摂取基準，身体活動基準などの資料で科学的根拠を確認する．

目標設定の際は，以下のポイントに留意する．

（1）目標設定は，可能な限り，科学的根拠に基づいて行う．

（2）目標は，可能な限り，指標型（数値）目標にすると評価しやすい．

（3）現在値を把握し，全国の値，理想値から達成可能な値を考える．

（4）目標は，抽象的な表現を避けて，具体的でわかりやすい表現にする．

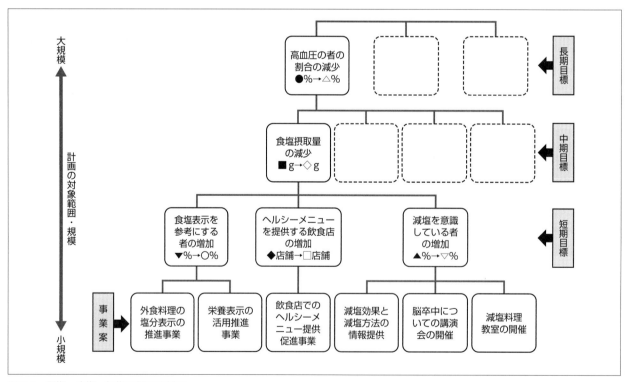

図3.1　長期・中期・短期目標の関係図

ワーク 3-1 長期目標，中期目標，短期目標の関係性を理解する

それぞれの目標とその関係性を理解するために，図 3.1 を参考に目標項目を選択肢から選んで記入する．

■**ワーク 3-1-1** 長期目標に「高血圧の者の割合の減少」，中期目標に「野菜・果物の摂取量の増加」を設定した【ワークシート 3-1-1】．中期目標と 事業案 に対応する短期目標 A ～ C を次の＜短期目標＞の選択肢より選び記入する．

＜短期目標＞の選択肢

① 野菜・果物を摂取しようと思う者の増加（▼％→◇％）

② 野菜・果物に関する情報を参考にする者の増加（◆％→□％）

③ 野菜たっぷりメニューを利用できる店の増加（▲店舗→○店舗）

【ワークシート 3-1-1】長期・中期・短期目標の関係性（1）

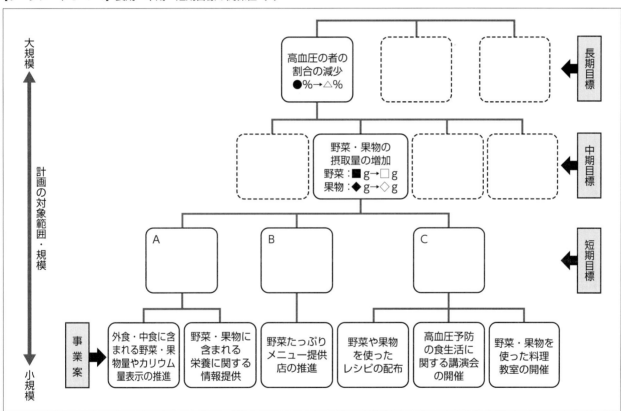

■**ワーク3-1-2**　長期目標に「糖尿病有病者の減少」，中期目標に「適切な量と質の食事を摂る者の増加」
　　　　　　　を設定した（【ワークシート3-1-2】）．中期目標に対応する短期目標A〜Cと短期目標を
　　　　　　　達成するための事業案a〜fに該当する項目を次の選択肢より選び記入する．

＜短期目標＞の選択肢

① 適切な量と質の食事の重要性を理解している者の増加（◆%→□%）

② 適切な量と質の食事を食べることを支援してくれる家族・仲間がいる者の増加（▲%→○%）

③ 栄養成分表示を参考にする者の増加（▼%→◇%）

＜事業案＞の選択肢

（ア）ヘルシーメニュー利用促進のための情報提供

（イ）栄養成分表示の活用促進のための啓発活動

（ウ）糖尿病患者の交流会の開催

（エ）バランスのよい食事に関する教室の開催

（オ）ヘルスリテラシーに関する研修会の開催

（カ）簡単に調理できるヘルシー料理教室の開催

【ワークシート3-1-2】長期・中期・短期目標の関係性（2）

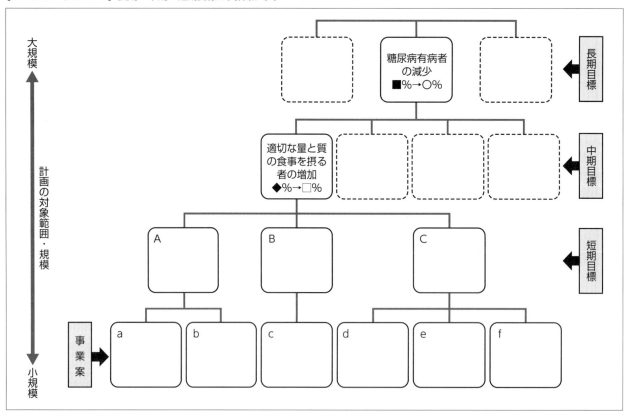

■**ワーク 3-1-3** 「60 歳以上の低栄養の減少」という最終目標に対して，長期目標 A，中期目標 B，短期目標 C ～ E と短期目標を達成するために設定された事業案 a ～ f に該当する項目を次の選択肢より選び，【ワークシート 3-1-3】に記入する．

＜長期目標，中期目標，短期目標＞の選択肢

① 宅配や食事準備を支援するサービスの増加（●社→△社）

② 欠食しないよう心掛けている者の増加（◆%→△%）

③ BMI 20 kg/m² 未満者の減少（■%→○%）

④ 1 日 3 食規則正しく食べる者の増加（▲%→◇%）

⑤ 高齢者が食事を仲間と楽しむ機会の増加（□%→◆%）

＜事業案＞の選択肢

（ア）低栄養予防のための食事講座の開催

（イ）宅配弁当サービス推進のための補助事業

（ウ）低栄養予防の料理教室の開催

（エ）昼食会やお茶会などのサロンの開催

（オ）買い物支援ボランティアの活動推進事業

（カ）高齢者の見守りや食支援の活動

【ワークシート 3-1-3】長期・中期・短期目標の関係性（3）

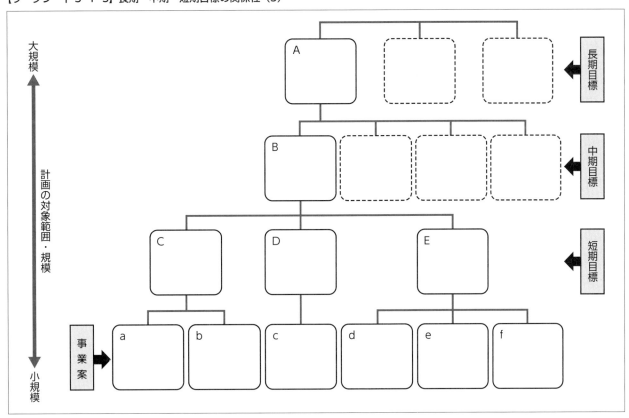

3.2 優先課題の決定方法

　抽出された多くの健康課題から目標を設定する際は，優先順位を決定する必要がある．優先順位の決定は，「実現可能性」と「重要性」が高いものに加え，「効果的なもの」を考慮する（図3.2）.

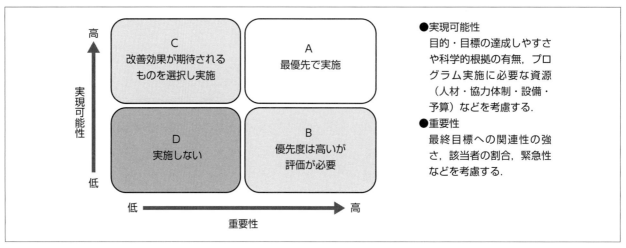

図3.2　課題の優先順位

ワーク 3-2　長期目標，中期目標，短期目標を設定する

　ワーク2-1（p.18）で取り組んだアセスメント結果をもとに，長期目標，中期目標，短期目標を設定する.

① 【ワークシート2-1-2】のプリシード・プロシードモデルで，「健康」の項目に該当した健康課題から，栄養・食生活との関連が強いものを1つ選び，【ワークシート3-2-1】の健康課題の欄に記入する.

② ①の健康課題に関連する栄養・食生活の科学的根拠を調べて書き出す．その際，参考資料の出典も記入する.

③ 【ワークシート3-2-1】の結果から，長期目標と中期目標を設定し【ワークシート3-2-2】に記入する．なお，長期目標は健康課題を改善する目標として1つ記入し，中期目標は長期目標の達成に必要なものを，②の科学的根拠や【ワークシート2-1-2】の「行動とライフスタイル」，「環境」のアセスメント結果をもとに複数設定する.

④ 記入した複数の中期目標に優先順位をつける．優先順位は，図3.2を参考にA～Dで示す．Aと判定された目標を1つ選び，◎をつける.

⑤ ④で◎をつけた中期目標の達成につながる，「準備要因」，「強化要因」，「実現要因」について短期目標を考え，【ワークシート3-2-2】の各欄に記入する．図3.2を参考に短期目標の優先順位をA～Dで示す.

【ワークシート 3-2-1】健康課題と栄養・食生活の関連

健康課題		
	科学的根拠	出典
健康課題と関連する栄養・食生活の科学的根拠		

【ワークシート 3-2-2】公衆栄養プログラムの目標設定

長期目標			
中期目標			
短期目標	準備要因（知識・態度など）	強化要因（周囲の支援）	実現要因（社会資源など）

4. 公衆栄養プログラムの計画策定

ねらい ● 社会資源の活用について理解する
● 公衆栄養プログラムの計画策定の方法を理解する
● 公衆栄養プログラム実施中のモニタリングについて理解する

　公衆栄養プログラムの計画は，設定した目標を達成するために必要な期間や取り組み内容，協働・連携先，費用など，公衆栄養プログラムの実施・運営に関する具体的な内容を検討して作成する．また，公衆栄養プログラムを実施すると，予想外の事態が発生するなど，計画の変更を余儀なくされる場合がある．そのため，公衆栄養プログラムの実施中は常にモニタリングを行い，必要に応じて修正・改善する．

4.1 計画策定に必要な知識

　計画策定は，社会資源，運営面・政策面のアセスメントとモニタリングについて理解することが重要である．

A. 社会資源（人的・物的資源）の把握と活用

　社会資源は，人的資源と物的資源に分けられる（表4.1）．人的資源とは，管理栄養士をはじめとする専門職や大学などの研究教育機関の教職員，行政機関・食に関連する機関・団体の職員，ボランティアなどであ

表 4.1　社会資源の種類

人的資源	各種専門職	管理栄養士・栄養士，医師，保健師・看護師，健康運動指導士・健康運動実践指導者，歯科医師・歯科衛生士，薬剤師など
	ボランティア	食生活改善推進員（ヘルスメイト），健康づくり支援者（ヘルスサポーター）など
	各種専門職が所属する職能団体	日本栄養士会，日本医師会，日本看護協会など
	関係機関・団体	地域包括支援センター，社会福祉協議会，食品衛生協会，商工会議所 教育委員会，自治関係（自治会，町内会など） 各種生産団体（農業協同組合，漁業協同組合など）
物的資源	施設　保健医療関係	保健所，市町村保健センター，健康科学センター，病院，歯科医院，薬局など
	福祉関係	地域包括支援センター，社会福祉事務所，児童福祉施設，社会福祉施設，老人福祉施設など
	学校関係	幼稚園，小・中・高など学校，専門学校，大学など
	社会教育関係	公民館，コミュニティセンター，図書館，生涯学習センターなど
	運動・スポーツ関係	運動場，体育館，運動公園，スポーツクラブなど
	食環境・食情報	食品企業，飲食店，スーパーマーケットなど
	マスメディア	新聞，雑誌，テレビ，ラジオなど

[厚生労働省，地域における健康日本21実践の手引き（2000）を一部改変　https://www.kenkounippon21.gr.jp/kenkounippon21/jissen/index.html]

る．日頃から人材発掘に努め，協力関係を築いておくことが重要である．物的資源とは，公衆栄養プログラムで活用する各種施設や食品企業・飲食店が提供する食環境・食情報，マスメディアなどである．

ワーク 4-1 社会資源について理解する

次の（1）〜（3）の社会資源について，役割や活動内容を調べて【ワークシート 4-1】にまとめる．
（1）日本栄養士会
（2）食生活改善推進員
（3）地域包括支援センター

【ワークシート 4-1】社会資源の種類と役割・活動内容

	社会資源	役割・活動内容
例	健康運動指導士	健康運動指導士は，保健医療関係者と連携しながら安全で効果的な運動を実施するための運動プログラムの作成および運動指導を行う役割を担う．おもに，フィットネスクラブや病院，老人福祉施設，介護保険施設などで，生活習慣病予防や介護予防事業の活動を行っている．
（1）	日本栄養士会	
（2）	食生活改善推進員	
（3）	地域包括支援センター	

B. 運営面・政策面のアセスメント

運営面・政策面のアセスメントは，公衆栄養プログラムの実施に必要な情報を整理するために行う．プリシード・プロシードモデルでは，第 4 段階にあたる（図 1.2（p.14）参照）．運営面のアセスメントは，公衆栄養プログラムに必要な人材・施設といった社会資源，予算などについて検討することである．政策面のアセスメントは，国や都道府県，市町村で実施されている既存の政策や関連法規，各種制度に基づく計画，既存の公衆栄養プログラムを確認し，計画の整合性を図るために行う．

C. モニタリング

モニタリングとは，公衆栄養プログラムの目標達成に向けた円滑な運営のために，実施上の問題点や目標の達成状況などを定期的に評価することである．公衆栄養プログラムの実施中は常にモニタリングを行い，必要に応じて計画の修正・改善を行う．その際，協働・連携者へ進捗状況を定期的に報告し，情報共有を図りながら対応することが求められる．モニタリング項目の例を表 4.2 に示す．

表 4.2　モニタリング項目の例

モニタリング項目	具体例
事業実施状況	計画通りに進んでいるか（プログラムの参加者数，教室の実施回数，参加者の満足度など）
人材	人員数は適切か，連携・役割分担は円滑に行われているか，講師などの人選は適切か
施設・設備	使用施設・設備は適切か（会場へのアクセス，会場の広さ，音響・照明，会場設営，誘導方法など）
媒体	媒体（配布資料，展示物，動画など）の選び方・内容は適切か
目標の達成状況	設定した目標は，期間内に達成できそうか（目標までの経過状況）

健康日本 21（第二次）のモニタリング

　健康日本 21（第二次）で設定された目標の評価は，開始からおよそ 5 年後の中間評価と 10 年後の最終評価の 2 回行われるが，これら以外の年でも重要な目標項目は国・地方自治体が行う既存の統計調査（国民健康・栄養調査，都道府県健康・栄養調査など）を用いて定期的にモニタリングし（表 4.3），目標達成に向けた対策に活かされている．

表 4.3　定期的にモニタリングを行う項目として考えられる目標の例

分野	目標項目
健康寿命	健康寿命の延伸（日常生活に制限のない期間の平均）
循環器疾患	高血圧の改善
糖尿病	糖尿病有病者の増加の抑制
こころの健康	自殺者の減少
次世代の健康	全出生数中の低出生体重児の割合の減少
高齢者の健康	介護保険サービス利用者数の増加の抑制
社会環境の整備	健康格差対策に取り組む自治体の増加
栄養・食生活	適正体重を維持している人の増加（肥満，やせの減少）
身体活動・運動	日常生活における歩数の増加
休養	睡眠による休養を十分とれていない者の減少
喫煙	成人の喫煙率の減少（喫煙をやめたい人がやめる）
飲酒	生活習慣病のリスクを高める量を飲酒している者（一日当たりの純アルコール摂取量が男性 40 g 以上，女性 20 g 以上の者）の割合の低減
歯・口腔の健康	乳幼児・学齢期のう蝕のない者の増加

[厚生労働省，健康日本 21（第二次）の推進に関する参考資料，p.143]

D.　計画策定

　計画策定は，公衆栄養プログラムの目的および目標の達成に向けて，運営面・政策面のアセスメント結果を活かし，検討する．その際，プログラムの実施者だけで検討するのではなく，各種専門職を含む協働・連携者，住民（対象者）などと課題や目的および目標を共有し，プログラムを円滑に実施するための組織体制を整備したうえで，それぞれの役割分担を明確にしながら進めていく．特に，目標の達成には住民の主体的な参加が欠かせないため，計画策定の段階から住民が参加し，理想の姿（目的）を共有して進める方法（課題解決型アプローチ，目的設定型アプローチ）が取り入れられるようになってきた（図 4.1）．課題解決型アプローチは，専門家による現状分析から抽出された課題に対して，どのように解決すればよいかを協議する段階から住民が参加し，計画の目的を共有して計画策定を行う方法である．一方，目的設定型アプローチは，住民と実施者が目的を協議するところから始める方法である．それぞれの利点・欠点は表 4.4 に示す．

　また，計画は「作って終わり」ではなく，どのように実施され，評価，修正・改善していくかが大切である．そのため，協働・連携者や住民（対象者）との目的の共有化が計画策定の段階でどれだけ十分にできているかが，計画の実現可能性の鍵となる（図 4.2）．

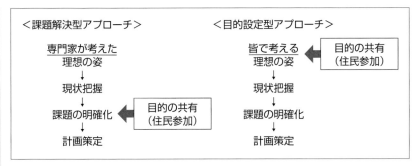

図4.1　課題解決型アプローチと目的設定型アプローチ
「厚生労働省，健康・体力づくり事業財団：地域における健康日本21実践の手引き（2000）を一部改変」

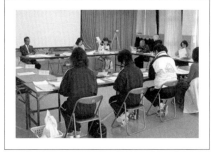

図4.2　保健センターでの地域住民と実施者，協働・連携者の打ち合わせ会議
［撮影：2015年 松本範子］

表4.4　公衆栄養プログラムにおける住民参加の視点を取り入れた計画策定のアプローチ

	課題解決型アプローチ	目的設定型アプローチ
利点	・実現可能な計画が策定できる ・あらかじめ課題を明確にしてから，住民と計画を協議するため，比較的短時間で計画を策定することができる ・課題が事前に明確化されているため，関係者間の役割分担などの調整が容易である ・専門家が現状分析を行うため，統計データに基づく戦略策定が容易である	・住民と目的の共有化を図りやすい ・住民が公衆栄養プログラムの「目的」を議論するところから参加できる ・住民が主体的に参加できる
欠点	・計画策定が専門家まかせになりやすい ・目的を意識した議論が少ない	・住民に課題解決に対する高い意識が必要 ・計画を取りまとめるには，実施側に一定以上の能力が要求される ・目的設定の段階から住民と協議するため，計画策定までに比較的時間がかかる ・関係者間の調整が困難な場合がある ・実現困難な計画になる場合がある

［厚生労働省，健康・体力づくり事業財団：地域における健康日本21実践の手引き（2000）を一部改変］

ワーク4-2　公衆栄養プログラムの事業計画を策定する

　ワーク3-2（p.30）で設定した短期目標を1つ選び，その目標を達成するための事業計画を考え，【ワークシート4-2】に記入する．事業計画の作成にあたっては，図4.3の例を参照する．

4.2 評価計画

　公衆栄養プログラム実施後の評価は，計画策定時に評価指標，方法，時期を決定しておく．評価計画の策定方法は，5章で説明する．

長期目標	高血圧の者の割合の減少（2020年●%→2030
中期目標	食塩摂取量を減らす（2020年◆g→2025年▽
短期目標（事業目標）	減塩方法を知っている者の増加（参加者の90%
事業の実施者	○○市保健センター
事業名	高血圧予防のための減塩料理教室実施計画
対象者・人数	概ね40歳以上　15名/回×9回×4地域＝54(
実施時期・回数	2022年6月〜2023年2月　月1回（年間9[
実施場所	○○市内の4か所の公民館
連携する機関・団体・職種・ボランティア	調理指導の協力：地域の管理栄養士（2名） 運営・調整の協力：社会福祉協議会，食生活改 施設・広報の協力：公民館（4地域：A公民館，
実施内容	減塩料理教室「おいしく楽しく減塩クッキング」 ■実施時間：10時〜13時　■参加費：（食材 毎月テーマを変えながら減塩料理の調理実習を ①各回のテーマ：バランスのよい食事，旬の料 ②おもな内容：減塩の調理指導，調理実習，会 ③アンケートの実施
モニタリング項目	教室の参加率（参加者数） 教室の運営状況（参加者数，満足度，施設，予算 講師の人選，社会福祉協議会・食生活改善推進 広報の状況 目標の達成状況（減塩方法を理解できた者の割合 血圧，体重，アンケート
予算（必要経費）	初年度の年間予算 指導者への謝礼・交通費：6,000円/回×9回× ボランティア交通費：500円/回×9回×4地域 資料印刷代：50円×20部×9回×4地域＝36 チラシ・ポスター作成代：1,000円
広報	チラシ・ポスターを公民館や保健センター，地 市民だより，公民館だよりに掲載，自治会回覧
評価	例：対象者のニーズや課題抽出は適切だったか 　　参加者数，リピーター数，満足度 　　プログラムの理解度 　　食塩摂取量および食生活の改善状況など

短期目標は事業計画の取り組みによって達成を目指すため「事業目標」ともいう．目標設定の方法は，3章の内容を確認する．目標は数値目標で示すと，評価しやすい．現状値がわかる場合には目標値と合わせて記入する

事業計画は，一般的に年度区切りで実施される．年度初め（4月）から実施準備を開始し，年度末（翌年3月）までに実施報告書をまとめることを想定して，実施時期・回数を決定する

対象者が集まりやすい場所（施設）とし，収容人数や施設設備なども考慮して決定する

実施者とは所属機関・団体が異なる協働・連携者を記入する．それぞれの役割と合わせて具体的に記入する

事業を実施する際に必要な経費を具体的に示す．指導者への謝礼・交通費，ボランティアに交通費が必要な場合は，予算を計上しておく．チラシ・ポスターといった広報費，施設使用料，資料の印刷・製本費用なども必要に応じて具体的に記入する

図4.3　公衆栄養プログラムの事業計画書の例

2030 年□%)

5 年▽g)

90%以上，2020 年■%→ 2023 年△%)

> この計画を実施する管理栄養士・栄養士が所属する機関・組織・団体名を記入する

画

> 事業目的や内容が伝わる名称にする．事業の中で実施する教室などのタイトルではない

＝ 540 名

> 対象地域，年齢層，人数などを記入する．複数の地域で教室を開催する場合には，例のように 1 回あたりの人数×回数×地域を示して，合計の参加予定人数を示すとわかりやすい

間 9 回)を 1 年間実施

生活改善推進員(4 名)
民館，B 公民館，C 公民館，D 公民館)

ング」の開催
(食材料費として) 500 円/人
実習を行う．
旬の料理，郷土料理，行事食など
習，会食・交流

> 何をどのような方法で実施するのか，できるだけ具体的に記入する

，予算，準備状況，時間管理)
善推進員との連携

の割合)

> 主として経過評価に挙げられる項目と目標達成状況を定期的にモニタリングすべき評価項目を記入する

9 回×4 地域＝ 216,000 円
4 地域＝ 18,000 円
戈＝ 36,000 円

支出合計　271,000 円(税別)

ー，地域ケアプラザに設置
会回覧用チラシ配布

> 広報活動は使用する広報媒体や広報に協力する連携先を具体的に決定する

ったか

など

【ワークシート4-2】公衆栄養プログラムの事業計画書

長期目標	
中期目標	
短期目標（事業目標）	
事業の実施者	
事業名	
対象者・人数	
実施時期・回数	
実施場所	
連携する機関・団体・職種・ボランティア	
実施内容	
モニタリング項目	
予算（必要経費）	
広報	
評価計画	

5. 公衆栄養プログラムの評価

ねらい ● 公衆栄養プログラムにおける評価を理解する
● 公衆栄養プログラムの評価計画を作成できる

　公衆栄養プログラムの評価は，それが目標達成のためにどの程度効果的な取り組みであったかを検証するために行う．評価は，アセスメントから実施後の成果までの各段階が含まれる．いつ，どのような方法・指標を用いて評価するかを示した評価計画は，公衆栄養プログラムの計画策定の段階で設定しておくことが重要である．

5.1 評価の種類

　公衆栄養プログラムの評価は，①企画評価，②経過（プロセス）評価，③影響評価，④結果評価，⑤経済評価，⑥総合評価によって行われる（図5.1）.
① **企画評価**：公衆栄養プログラムが実施される前までのアセスメント，目標設定，計画策定について評価する.
② **経過（プロセス）評価**：公衆栄養プログラムが目標達成に向けて計画通りに進行しているか，対象者の人数や反応，協働・連携者，社会資源の活用，広報（地域への周知の状況）などを評価する．プリシー

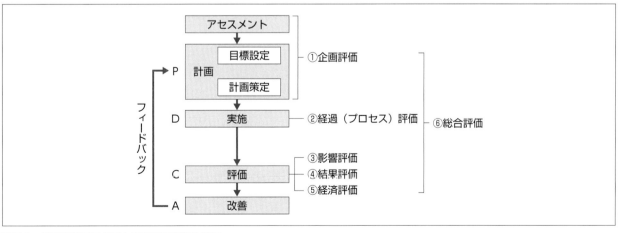

図5.1　公衆栄養プログラムの評価の種類と流れ

ド・プロシードモデルの第6段階にあたる.

③ **影響評価**：健康状態やライフスタイルに影響を与えるプログラムの効果を評価する（対象者の知識・態度・行動，環境など）．プリシード・プロシードモデルの第7段階にあたる.

④ **結果評価**：対象者の健康状態やQOLの変化を評価する．プリシード・プロシードモデルの第8段階にあたる.

⑤ **経済評価**：公衆栄養プログラムの成果（結果）などを費用の面から評価する．費用効果分析や費用効用分析，費用便益分析がある（図5.2）.

　　・**費用効果分析**は，効果1単位あたり（ある一定の「効果」を1単位としたとき）に要したプログラムの費用を算出し，評価する方法である.

　　・**費用効用分析**は，費用効果分析の「効果」の代わりに「効用」を用い，効用1単位あたりに要したプログラムの費用を算出し，評価する方法である．「効用」は，対象者の満足度を指す．代表的な指標として，QOL（生活の質）を考慮した質的調整生存年（quality adjusted life year：QALY）がある.

　　・**費用便益分析**は，プログラムの効果を金額に換算し（便益），実際に要した費用と比較する方法である.

⑥ **総合評価**：すべての評価を総合的に評価する.

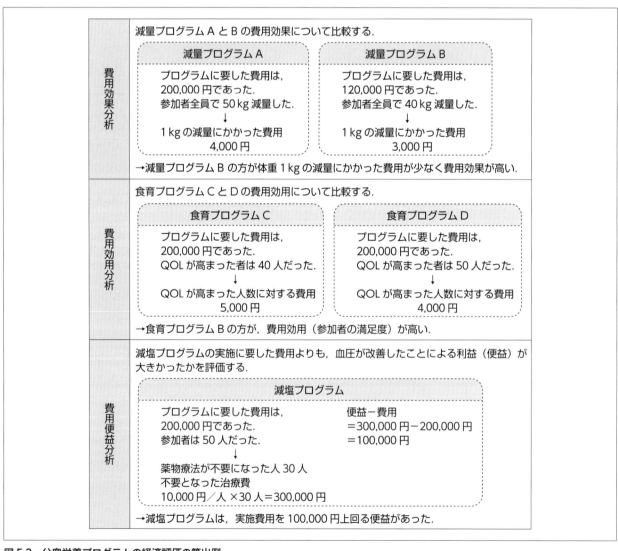

図5.2　公衆栄養プログラムの経済評価の算出例

表 5.1 に示した公衆栄養プログラムの評価計画（例）を参考に，ワーク 4−2 で策定した事業内容について【ワークシート 5−1】に評価計画を作成する．

表 5.1 【ワークシート 5−1】公衆栄養プログラムの評価計画の記入例

事業名		高血圧予防のための減塩料理教室実施計画
対象者		概ね 40 歳以上　15 名×9 回×4 地域＝ 540 名/年
実施概要		○○市の 4 地域で，月に 1 回（年 9 回）の減塩教室を実施し，高血圧の者の割合を減らす取り組みである．2022 年度から 1 年計画で実施し，毎年見直しを行い 5 年間継続する予定である．
企画評価		①対象者のニーズや課題抽出は適切だったか ②目標設定は適切であったか ③対象者に合ったプログラム内容であったか ④適切な人材や施設，準備，予算が設定されていたか ⑤実施プログラムの評価時期や指標，方法が計画されていたか
経過（プロセス）評価	評価項目	①事前準備は適切にできたか（会場準備，配布資料など） ②参加者数，リピーター数 ③プログラム内容は計画通りに実行できたか ④対象者の反応（満足度など）はどうだったか ⑤食塩が多く含まれる食品について理解できた者の割合 ⑥減塩の方法を理解できた者の割合 ⑦高血圧予防のためには減塩が大切だと思うことができた者の割合
	方法	参加者への教室実施後のアンケート，協働・連携者へのヒアリング
	時期	各教室の実施後（年度末に 1 年分の結果を集計する）
影響評価	評価項目	①減塩方法を知っている者の割合 ②食塩摂取量の平均値
	方法	○○市健康・栄養調査
	時期	①の目標は，実施の翌年度（2023 年） ②の目標は，実施から 5 年後（2027 年）
結果評価	評価項目	高血圧の者の割合
	方法	○○市健康・栄養調査
	時期	中間評価は，計画実施から 5 年後（2027 年） 最終評価は，計画実施から 10 年後（2032 年）
経済評価		費用効果 年間合計費用／参加者のうち血圧が 5 mmHg 以上減少した者の人数
備考		

【ワークシート5−1】公衆栄養プログラムの評価計画

事業名		
対象者		
実施概要		
企画評価		
経過（プロセス）評価	評価項目	
	方法	
	時期	
影響評価	評価項目	
	方法	
	時期	
結果評価	評価項目	
	方法	
	時期	
経済評価		
備考		

パブリックコメント制度（意見公募手続制度）とは

　国が作成した大規模な計画（政策）を実施するには，その計画案（政令案など）をあらかじめ公表し，有益な公共政策となるよう，広く国民から意見を募集して計画を再検討する．このような方法をパブリックコメント制度（図5.3）という．

　以下のe-GovというWebサイトでは，国の行政機関が作成した政策に対するパブリックコメントの募集と結果公示がされている．たとえば，「プラスチック資源循環戦略」（令和元年5月31日決定）の重点戦略の1つである，**「プラスチック製買物袋の有料化のあり方」**についてのパブリックコメントでは，レジ袋を規制する意義や事業者や消費者の負担，有料化の対象となるレジ袋の基準など，計画案に示されたルールや運用上の問題点について多くの意見が寄せられた．政令などの策定後は，提出された意見への回答や考慮した結果が公表される．誰でも参加・閲覧できるので，栄養・食生活に関してどのようなパブリックコメントが出されているか，Webサイトにアクセスしてみよう．

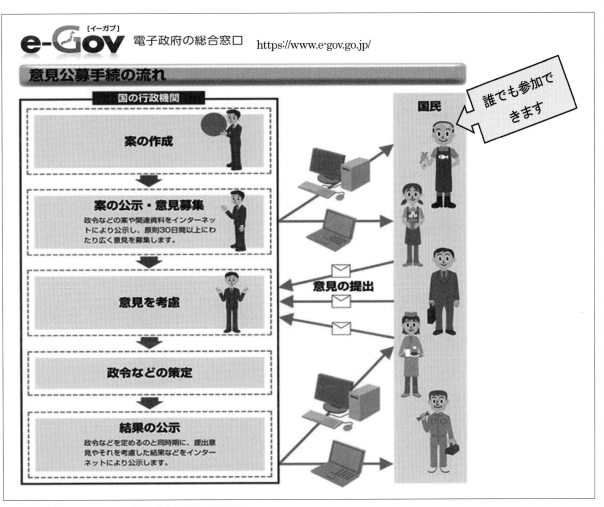

図5.3　パブリックコメント制度（意見公募手続制度）

6. 公衆栄養プログラムにおけるプレゼンテーション

公衆栄養プログラムの実施者は，管理栄養士・栄養士だけでなく，他の保健医療職種や食生活改善推進員などのボランティア，関係組織・団体との協力により実施される．事業計画を策定後は協働・連携者にプレゼンテーションを実施し，運営上の細かい調整や協力への理解を図る必要がある．プログラムの参加者（対象者）へのプレゼンテーションについては，栄養教育論（実習）におけるライフステージ別，対象者別などで学習する．

6.1　プレゼンテーションの準備

効果的なプレゼンテーションは，協働・連携者がプログラムの目的や内容を理解しやすい資料やスライドなどの準備が必要である．その際，意見交換しやすい会場設営や雰囲気づくりにも配慮する．

A. プレゼンテーションの目的

プレゼンテーションの目的は，単なる情報伝達とは異なり，事業計画の目的や目標，意義を共有し，聞き手となる協働・連携者の理解と協力を促すことにある．公衆栄養プログラムのプレゼンテーションでは，実施者である管理栄養士・栄養士などが発表者（プレゼンター）となる．

公衆栄養プログラムは，アセスメント結果から目標を設定し，その達成につながる対象者の行動変容を促すことを目指している．したがって，プレゼンテーションは，現状の健康課題やその背景となる生活習慣などを提示したうえで，具体的な計画および実施によって期待される成果をわかりやすく示すことが重要である．

プレゼンテーション後は，協働・連携者と意見交換を行い，より実効性の高い計画に修正・改善する．事業計画策定後のプレゼンテーションの進め方は図6.1の通りである．実施者は，協働・連携者，参加者へプレゼンテーションを行い，公衆栄養プログラムへの理解と協力を仰ぐとともに細部の調整を行う．

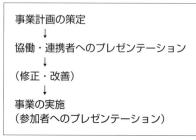

事業計画の策定
↓
協働・連携者へのプレゼンテーション
↓
（修正・改善）
↓
事業の実施
（参加者へのプレゼンテーション）

図6.1　プレゼンテーションの進め方

B. プレゼンテーションの構成と留意点

　プレゼンテーションを行う際は，事業計画の内容を6W3Hに沿って説明する．つまり，なぜ（Why），何を（What），誰に対して（Whom），誰が（Who），いつ（When），どこで（Where），どのように（How），どのくらい（How many），いくらで（How much），この事業を行うかを伝えられるよう構成する（表6.1）．具体的なスライドのイメージを図6.2に示す．6W3Hに基づいたプレゼンテーションの流れは，公衆栄養マネジメントの流れでもあることを理解しておく．

　配布資料やスライドは，限られた時間内で聞き手が理解しやすいよう，文字ばかりではなく，図表などを用いて視覚的にわかりやすいものになるよう工夫する（表6.2）．

表6.1　6W3Hと具体的なプレゼンテーションの内容

6W3H		プレゼンテーションで説明する内容
なぜ	Why	現状の課題（健康状態や生活習慣などの課題），事業計画の目的や目標
何を	What	事業内容
誰に	Whom	対象者（対象地域，年代，性別など）
誰が	Who	実施者（担当部署，担当者名），協働・連携者（運営に協力する機関・団体名，職種，講師など）
いつ	When	事業の実施時期，日程
どこで	Where	事業の実施場所（地域，施設名など）
どのように	How	実施方法（社会資源の活用，進め方，担当者の役割など）
どのくらい	How many	現状値，数値目標，実施回数，人数，物品の数量
いくら	How much	予算（収入・支出）

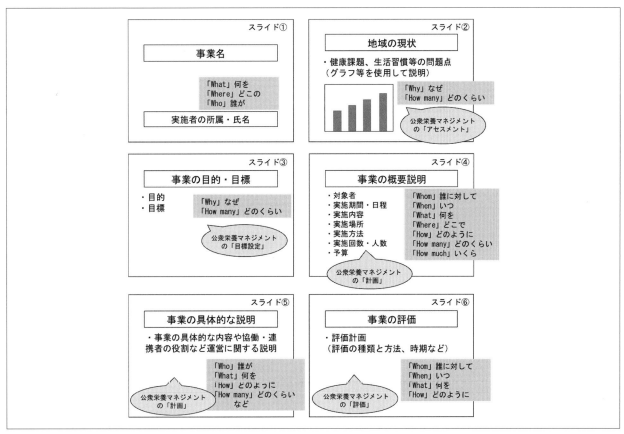

図6.2　6W3Hに基づいた公衆栄養プログラムのプレゼンテーションのおもな流れ

表6.2 プレゼンテーションの留意点

開始時の留意点	・開始時が「好感」や「信頼」を得られるかの大事なポイントになる ・聞き手の目を見て，明瞭に挨拶し，開始を告げる ・笑顔を忘れず，服装は清潔かつ清楚にする
進め方，話し方の基本	・事業の目的を明らかにし，これから何を話すかを要約して概要を伝える 　展開がわかるように印刷媒体を準備しておく ・原稿に頼りすぎないようにする．事前にリハーサルを行っておく ・重要なポイントは繰り返す ・具体例，実例，事例を挙げて相手にわかりやすく伝える ・専門用語を多用しない ・途中，あるいは最後に質問を受ける機会を設ける ・最後にもう一度，事業計画のポイントを繰り返し，締めくくる
聞き手への配慮と工夫	・聞き手に合った話し方をする ・声量，声の調子，高低，音色などに気をつけ，全員に聞こえるようゆっくり明瞭に話す．マイクの位置や音量などを事前に調整しておく ・態度，姿勢，身振り，手振り，顔つき，外見，視線，服装など言葉以外，つまり非言語的コミュニケーションの果たす役割が大きいことを意識しておく ・適切な媒体を事前に準備し，効果的に用いる
媒体の効果的な活用	・パワーポイントを用いる場合には，会場の後方の席でも視認できる文字・記号の大きさ，字体，レイアウト，色彩に配慮する ・媒体は一つでなく，多くならない程度に，いくつか組み合わせる ・データは，グラフや表を用いる ・視覚効果をうまく利用する 　道具：プロジェクター，書画カメラ，DVD，テレビ，黒板，ホワイトボードなど 　プレゼンテーションソフト：パワーポイント，グーグルスライドなど

ワーク 6-1 プレゼンテーションが 6W3H のどれに該当するかを確認する

【ワークシート 6-1】に示した協働・連携者への説明資料例について，図 6.2 を参考に各スライドの内容が 6W3H のいずれに該当するか，□□□ の中の選択肢に○をつける.

【ワークシート 6-1】協働・連携者への説明資料例

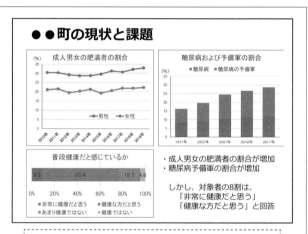

目標

- 長期目標
  糖尿病および予備軍の減少　○%→○%
  肥満者の減少　○%→○%
- 中期目標
  適切な量と質の食事を摂る者の増加　○%→○%
  運動習慣のある者の増加　○%→○%
- 短期目標
  適切な食事の量と質を理解している者の増加
  　　　　　　　　　　　　　　　○%→○%
  意識して運動しようとする者の増加　○%→○%
  運動する機会の増加　歩こう会の実施回数　○回／年

Why　What　Whom　Who　When　Where
How　How many　How much

●●町ヘルシーライフ推進事業

1. 対象者：●●町の住民　40歳以上
2. 期間：20□□年～20◇◇年
3. 内容と方法：
   ① 特定検診・特定保健指導の充実
   　　　　　　（受診率・特定保健指導の実施率向上，肥満者の減少）
   広報活動 年○回，受診会場 ○ヵ所，～～などの整備
   ② 食環境整備（社員食堂・飲食店でのヘルシーメニューの提供）
   　地域での食生活に関する啓発活動
   　社員食堂や飲食店でのヘルシーメニューの提供支援　年○件
   ③ 歩こう会の活動推進（地域・企業における活動を推進）
   　ウォーキングイベントの開催　年○回
   　地域・企業内での歩こう会の発足や活動支援

Why　What　Whom　Who　When　Where
How　How many　How much

事業運営委員会構成メンバー
各組織の役割と担当業務

組　織	役　割	担当業務
○○町保健センター	町民への啓蒙啓発	・町民への呼びかけ，各組織との連絡
○○商工会議所青年部	本事業の対象組織への活動推進	・歩こう会などで運動を実践する ・活動を通しリーダーを養成又は資質の向上を目指す
○○町食生活改善推進員協議会	正しい食生活の普及啓発	・簡単にできる献立の紹介 ・食生活改善推進員の資質向上
○○町立スポーツセンター	運動の普及啓発 人材資源の提供	・準備体操，ウォーキングコース設定など ・運動指導の実践
○○町立病院	メディカルサポート	・ウォーキングイベント参加者の健康チェックと相談
○○健診センター	特定健診・特定保健指導	・特定健診・特定保健指導の実施
○○保健所	食環境整備 実践協力 事業全体のとりまとめ	・社員食堂や飲食店でのヘルシーメニュー提供の促進・支援 ・運動プログラム，体力テスト法の提供 ・生活，食事指導のノウハウ提供

Why　What　Whom　Who　When　Where
How　How many　How much

事業の予算（案）
＜支出＞

区　分	金　額	積 算 内 訳
賃金	64,000 円	補助員（アルバイト） @800×8h×10人＝64,000
謝金	50,000	講師謝金 @25,000×2人＝50,000
旅費	18,000	@3,000×6人＝18,000 交通費実費
需要費	110,000	
消耗品費	30,000	事務用品の購入
印刷製本費	80,000	パンフレット，案内など（チラシ10,000部）
通信運搬費	10,000	郵送費（葉書，切手代）
会議費	16,000	会議費 @800×10人×2回＝16,000
借料，損料	32,400	施設利用費，備品借料など 研修室 5,600 運動フロア 6,800 プロジェクタ 10,000 マイク設備 10,000
合　計	300,400	

区　分	金　額	内　　訳
希望する 補助金額	300,000	（財）健康・体力づくり事業財団

Why　What　Whom　Who　When　Where
How　How many　How much

評価計画

経過評価
- 適切な食事の量と質を理解している者の増加
- 意識して運動しようとする者の増加
- 運動する機会の増加
  20XX年　ヘルシーライフ推進事業アンケート

影響評価
- 適切な量と質の食事を摂る者
- 運動習慣のある者の増加
  20YY年　○○町健康・栄養調査

結果評価
- 糖尿病および予備軍の割合
- 肥満者の割合
  20ZZ年　○○町健康・栄養調査

Why　What　Whom　Who　When　Where
How　How many　How much

パワーポイントのスライドサイズ
スライドサイズは，「標準（4：3）」と「ワイド画面（16：9）」がある．汎用性が高いのは，「標準（4：3）」である．タブレット端末，プロジェクター，スクリーンなどを使用する会議室など，小・中規模の部屋に適している．一方，「ワイド画面（16：9）」は，情報量が多く入る利点がある．大型モニターを使用する講演会やセミナーなどが適している．ただし，「16：9」に対応していない場合もあるため，確認が必要である．

協働・連携者に向けたプレゼンテーションの作成，模擬発表を評価する

■**ワーク 6-2-1**　ワーク 4-2 で策定した事業計画を用いて，協働・連携者に説明するプレゼンテーション資料を作成する．

① 【ワークシート 4-2】を準備する（図 4.3（p.36）を用いてもよい）．

② プレゼンテーションする相手（協働・連携者）を設定する．

③ 6W3H に基づいたプレゼンテーション資料を作成する．パワーポイントの場合は，スライド 12 枚以内，発表時間は 10 分程度とする．【ワークシート 6-2-1】を用いて全体の構成を考え，プレゼンテーション資料を作成する．

【ワークシート 6-2-1】スライドの構成

①	②
③	④
⑤	⑥
⑦	⑧
⑨	⑩
⑪	⑫

■ワーク 6-2-2　作成したプレゼンテーション資料を発表し，評価する.

① 模擬発表前に，計画の実施者である発表者はどこに所属する管理栄養士か，聞き手となる協働・連携者はどのような立場や役割の人かを具体的に説明し，協働・連携者役の学生はその役になりきりプレゼンテーションを聞く.

② 【ワークシート 6-2-2】の評価表を用い，項目 1 ～ 12 に該当する選択肢に〇をつける. またよかった点と改善するとよい点についても記入する.

【ワークシート 6-2-2】プレゼンテーション評価表

		評価項目	評価	
事業計画に関する評価	1	事業の目的や目標を理解できたか	①そう思う ③あまりそう思わない	②少しそう思う ④そう思わない
	2	目標の達成が期待できる事業であったか	①そう思う ③あまりそう思わない	②少しそう思う ④そう思わない
	3	事業内容や方法が具体的に示されていたか	①そう思う ③あまりそう思わない	②少しそう思う ④そう思わない
	4	対象者が参加したいと思える事業内容であったか	①そう思う ③あまりそう思わない	②少しそう思う ④そう思わない
	5	予算の設定は適切であったか	①そう思う ③あまりそう思わない	②少しそう思う ④そう思わない
	6	評価計画は示されていたか	①そう思う ③あまりそう思わない	②少しそう思う ④そう思わない
協働・連携者に関する評価	7	事業における協働・連携者の役割が具体的に示されていたか	①そう思う ③あまりそう思わない	②少しそう思う ④そう思わない
	8	協働・連携者がこの事業に協力したいと思える内容だったか	①そう思う ③あまりそう思わない	②少しそう思う ④そう思わない
プレゼンテーションに関する評価	9	プレゼンテーション資料はわかりやすく示されていたか	①そう思う ③あまりそう思わない	②少しそう思う ④そう思わない
	10	発表者の口調はわかりやすく明瞭であったか	①そう思う ③あまりそう思わない	②少しそう思う ④そう思わない
	11	持ち時間は守られていたか	①そう思う ③あまりそう思わない	②少しそう思う ④そう思わない
	12	聞き手が理解できるプレゼンテーションであったか	①そう思う ③あまりそう思わない	②少しそう思う ④そう思わない

よかった点

改善するとよい点

【調査編】

7. 公衆栄養マネジメントにおける栄養疫学

> **ねらい**
> - 疫学研究のデザインを理解したうえで，推奨できるレベルのエビデンスか判断できる
> - 研究成果データベースから，目的とする情報を検索するための適切なキーワードを用いる
> - 栄養改善事業などの効果を評価する研究デザインを設計できる（適切な評価計画）
> - 基礎的な統計解析（単変量解析）ができる

　疫学は，「明確に規定された人間集団の中で出現する健康関連のいろいろな事象の頻度と分布，およびそれらに影響を与える要因（曝露）を明らかにして，健康関連の諸問題に対する有効な対策樹立に役立てるための科学」（日本疫学会編『疫学』南江堂，1996）と定義される．栄養疫学は疫学の中でも，曝露に栄養や食生活の要因として扱う研究を指す．人の健康課題の解決には，人での検証結果，とりわけ信頼性の高い研究方法による結果を基盤としなければならない．公衆栄養活動における科学的根拠に基づいた栄養学（evidence based on nutrition : EBN）の実践が求められている．

　公衆栄養マネジメントにおいて，栄養疫学は「アセスメント」（プリシード・プロシードモデルでは「疫学診断」）とプログラム実施後の「評価」で用いられる．疫学診断においては，挙げられた健康課題がどのような食生活要因に起因するかおよび解決の方策を検討するために，栄養疫学の研究成果（学術論文）に基づく知見を利活用する．これらの文献を調べることで，食習慣や栄養素摂取が健康に及ぼす影響を知ることができ，より信頼性の高い科学的根拠（エビデンス）に基づいて地域の人々に食事や栄養素摂取の改善を促すことが可能となる．

　また，公衆栄養活動の実践による改善効果（成果）を「見える化」する評価においても，それらのプログラムの有効性を人で科学的に検証する手法で評価計画を立てることが必要となる．具体的には，研究デザインの種類と長所・短所を理解して評価方法や収集する情報や規模を設計することに加え，偶然というキズに対処するために調査で集めたデータの集計や統計解析の技術のことである．

　疫学の研究デザインの種類によってエビデンスのレベルも異なることを理解し，公衆栄養マネジメントに科学的により優れた研究成果や評価方法を活用できるようになってほしい．本章では，栄養疫学の中でもおもに「研究デザイン」，「文献検索」，「統計解析」の理解を深める実習を行う．

7.1 栄養疫学の研究デザインと文献検索

A. 公衆栄養マネジメントのアセスメントにおける研究デザインの理解

　疫学にはいくつかの研究方法があり，これを研究デザインという（図7.1）．偶然・バイアス・交絡といった結果を歪ませるキズに対する手当がよく施された研究デザインによる結果が，より信頼性の高い根拠となる．研究デザインは，大きく観察研究と介入研究に分けられる．観察研究は，疾病とその要因の関連を観察のみで研究する方法であり，記述疫学と分析疫学に分類される．分析疫学には生態学的研究，横断研究，症例対照研究，前向きコホート研究などがある．介入研究は，対象者の疾病に影響を与える要因を人為的に加えたり取り除いたりすることで，それらの因果関係を実験的に明らかにする研究である．対象者の抽出方法により，非無作為化比較試験と無作為化比較試験の2つがある．各研究デザインの特徴を確認しておこう．

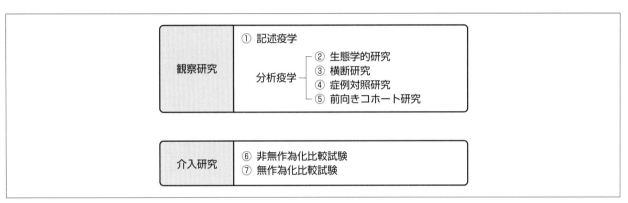

図 7.1　研究デザインの種類

a. 観察研究

① **記述疫学**（descriptive study）：疾病頻度の地域別の分布や年次推移を明らかにするもの．

② **生態学的研究**（ecological study）：地域相関研究ともいう．集団の要因の代表値と当該集団の疾病頻度を並べて（例：地域別野菜摂取量と地域別死亡率）要因と疾病の関係性を検討するもの．集団の代表値のため，要因による結果とはいえない．

③ **横断研究**（cross sectional study）：ある一時点における要因と結果を同時に調べる方法．要因が結果に先行しないため，因果関係は正しく評価できない．要因と結果の因果関係は先に原因となる食生活などの要因があり，それが体に影響を与えた結果として疾病が生じるという前後関係が前提となる．同時点での要因と結果を調べる方法では，病気が生じたことで食生活が変わった（例：高血圧になったので食塩を減らした）人のデータも混ざるため要因と結果の関係を正しく評価できない可能性が排除できない．この事象を「因果の逆転」という．

④ **症例対照研究**（case-control study）：患者とその患者でない者の過去の要因を思い出してもらい比較する方法．罹患後に要因を思い出すため，患者と患者でない者に思い出しの正確性が異なることに起因する想起バイアスが避けられない可能性が大きい．一方，コホート研究で観察していても疾病があまり発生しないような稀な疾病の場合はむしろ症例対照研究が適切である．

⑤ **前向きコホート研究**（prospective cohort study）：疾病になる（アウトカムが起こる）前に要因を調査し，その後の疾病発生を追跡する方法を前向きコホート研究という．原因（要因）と結果を時間軸に沿って

評価できる（すなわち，想起バイアスを避けられる）一方，要因の有無や程度による特性の偏りは防げない（たとえば，野菜や果物の摂取が多い人たちでは喫煙者が少ないなど）．両群で特性の偏りを調整（同じ条件に）するため，多変量解析という統計手法が用いられる．一般的に，1つの研究で多くの要因を検証できる．

b. 介入研究

⑥ **非無作為化比較試験（non randomized controlled trial）**：介入研究のうち，対象者を介入群と対照群に分ける際，対象者の希望や所属する集団の分類によって群分けを行い，その後の疾病などの発生（あるいは改善）状況を追跡調査する方法のこと．栄養指導を受けたい人を介入群，受けたくない人を比較対照群とする分け方のため，群分けする際に健康意識の高さといった偏り（選択バイアス）が生じる．この場合，希望者の群でよい結果を得られる可能性が高く，介入の効果が過大に評価される傾向がある．

⑦ **無作為化比較試験（randomized controlled trial）**：介入研究のうち，対象者を無作為（ランダム）に介入群と対照群（疾病に影響を与える要因の有無）に分け，その後の疾病発生状況を追跡調査する方法．対象者の希望や所属する集団の特性にとらわれず，対象者をランダムに分けることによって，群分けをする際の対象者特性や介入の受容度の偏り（選択バイアス）を強力に抑えることができる．両群の特性（年齢や性別などといった既知の交絡要因だけでなく，未知の交絡要因も）を揃えたと考えることができ，より正しく介入（曝露）と結果（疾病の発生）の因果関係を評価することができる．ただし，1つの研究で検証できる要因が限られる．

　公衆栄養マネジメントにおける疫学診断には，これらの研究デザインによる結果のうち，複数の前向きコホート研究か無作為化比較試験で支持された結果を採用することが原則となる．たとえば，妊婦（妊娠を希望する女性）に対する胎児の神経管閉鎖障害のリスク低減についての葉酸の食事摂取基準は無作為化比較試験による成果に基づいている．食事摂取基準の目標量を定めた多くの指標は前向きコホート研究に基づいている．また，健康課題（疾病負荷：疾病と疾病による社会負担）を解決することを目標としているので，結果にその疾病そのものを採用した研究成果を求めることが適切である．たとえば，BMIが25を多少超えることと死亡率が高まることは別次元のことだからである（模試で好成績をとることと，一流企業に就職することは別の話であるように）．

ワーク7-1　研究デザインを理解する

　【ワークシート7-1】に示された要因と結果の関連性の検討方法は，どの研究デザインを表しているか．最も当てはまる研究デザインを記入する．（第29回管理栄養士国家試験　問題5改変）

【ワークシート7-1】検討方法と研究デザイン

要因と結果の関連性の検討方法	研究デザイン
(1) 習慣的な果物の摂取量とその後の脳血管疾患発症との関連	
(2) 国別の喫煙率と肺がん死亡率との相関	
(3) ある年の健診で把握された最近の漬物の摂取頻度と収縮期血圧との関連	
(4) 悪性中皮腫患者とそれ以外のがん患者の石綿（アスベスト）への職業性曝露の比較	
(5) 特定保健用食品のBMIに対する効果	

表7.1 文献情報データベースの種類

種類	検索先	概要
PubMed (パブメド)	https://pubmed.ncbi.nlm.nih.gov/ 米国国立医学図書館 (NLM)	MEDLINE (メドライン) を含む医学・生物学分野 (栄養学・栄養疫学も含む) のデータベース用語や著者などのキーワードを手がかりに，文献の書誌情報 (タイトル，著者名，雑誌名，発行年) や抄録 (abstract, 論文の要約) を調べることができる
CiNii (サイニィ)	https://cir.nii.ac.jp/ 国立情報学研究所 (NII)	日本語で書かれた国内の大部分の学会誌，大学などが発行する紀要などから構成される

B. 公衆栄養マネジメントにおける文献検索

　公衆栄養マネジメントにおける文献検索のおもな目的は，既存資料を用いたアセスメントで明らかになった健康課題が栄養・食生活の現状とどのような関係にあるか (つまり曝露と結果 (アウトカム) の関係性がどこまで明らかになっているか)，科学的根拠を確認することである．その他，栄養改善プログラムの成果を評価した研究から，より効果的な介入方法やそれによって見込まれる影響の大きさの検討に活用することができる．

　これまでに報告された栄養疫学の研究成果の確認には，インターネットによる文献検索サービスを利用することが一般的である．表7.1 に代表的な文献情報データベースを示している．PubMed は国際的なデータベースであり，CiNii は日本国内のデータベースである．いずれも，調べた論文の全文が無料で読めるものと，抄録 (要旨) までは無料で読めるが全文は有料のものが含まれる (なお，無料で入手できない研究成果を無視してよいわけではない)．より信頼性の高い方法で得られた研究成果は国際誌に掲載されるのが一般的なので，英語を苦手と感じる人も挑戦してほしい．

　文献情報データベースに掲載されている論文にはおもに以下のような種類がある．研究デザインによって得られる結果の根拠 (エビデンス) レベルは異なるので，図7.2 を参考にして可能な限り信頼性の高いエビデンスを得るように文献検索を行う．

① **系統的レビュー・統合解析 (systematic review, meta-analysis)**：文献データベースから系統的に (取り決めた手順に従って) 目的のテーマに関する研究を抽出し，当該テーマについて複数の研究で結果が支持されているかを検討する方法を系統的レビュー (システマティック・レビュー) という．特に，複数の研究結果を統計的にまとめて1つの結果を導くものを統合解析 (メタ・アナリシス) という．無作為化比較試験か前向きコホート研究のいずれかの研究デザインのシステマティック・レビューとメタ・アナリシスがその時点の最も確からしい根拠と判断できる．

　　※がんについては世界がん研究基金の食生活・栄養と身体活動に関する疫学研究の系統的レビュー (部位ごと，要因ごと) による評価報告書 (https://www.wcrf.org/dietandcancer) がある．

② **原著論文 (original article)**：各研究デザインを用いて行われた個別の研究結果を報告した論文である．

　1つずつの研究報告はテーマ (ある曝露とある結果の関連) についての全体像を示すための，いわばパズルのピースに過ぎない．より多くの研究で支持された結果がより信頼性が高い．複数とはいくつか？多い方がエビデンスレベルの高いことは言うまでもない．したがって，エビデンスが更新されていくことは当然であり，いつも最新の研究成果にアクセスできるスキルを身につけてほしい．

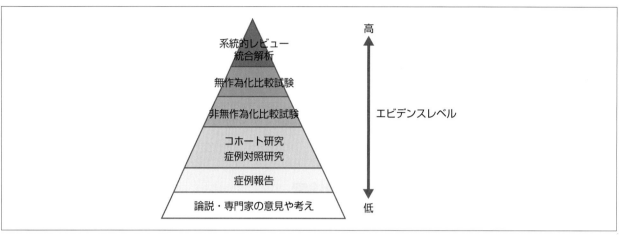

図 7.2 研究のエビデンスレベル（おもに臨床における）
［参考：国立国際医療センター，初期臨床で身につけたい臨床研究のエッセンス，vol.2（2009）］

ワーク 7–2 文献検索のデータベースを活用する

■**ワーク 7–2–1** PubMed を利用して文献検索をする.

① インターネット検索で PubMed あるいは https://pubmed.ncbi.nlm.nih.gov/ を入力し，図 7.3 の画面を開く.

② 検索したい内容を決定し，図 7.4 の記入例を参考に【ワークシート 7–2–1】に記入する.
例：「野菜や果物は，循環器疾患と関連するか」，「朝食欠食は，糖尿病と関連するか」など.
検索ワードには，「vegetables」（野菜），「fruit」（果物），「cardiovascular disease」（循環器疾患），「skipping breakfast」（朝食欠食），「diabetes」（糖尿病）といった曝露要因とアウトカムについての語句に加え，研究デザインに関する検索語（前項参照）も含める（p.59，表 7.2 参照）.

③ PubMed の検索では，「検索語」を使用する（表 7.2）. なお，検索語は，指定しない場合は論文全体のどこかに含まれているものを検索している. 検索窓左下の「Advanced」押下により，検索フィールド

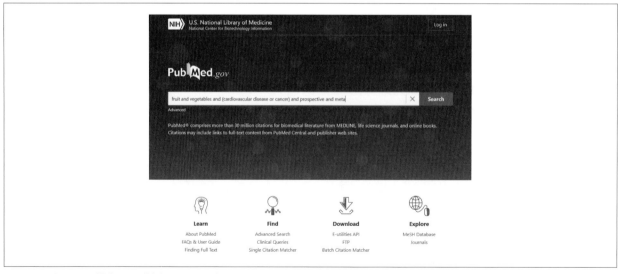

図 7.3 PubMed の検索画面（検索語を入れる）

【ワークシート7-2-1】文献検索

調べたい内容		
検索語	曝露要因	
	アウトカム	
	研究デザイン	
検索結果（件数）		
追加条件		
再検索結果（件数）		
選んだ論文タイトル		
目的		
方法 （対象者，研究デザイン，研究方法など）		
結果		

【ワークシート7-2-1】文献検索

調べたい内容		野菜や果物は循環器疾患またはがんと関連するか
検索語	曝露要因	fruit and vegetables and "果物" や "野菜" と
	アウトカム	(cardiovascular disease or cancer) and ("循環器疾患" または "がん") と
	研究デザイン	prospective and meta-analysis "前向き" と "統合解析"
検索結果（件数）		〇〇件
追加条件		〇年〜〇年，●●
再検索結果（件数）		〇〇件
選んだ論文タイトル		
目的		
方法 （対象者，研究デザイン， 研究方法など）		
結果		

and は「且つ」で，前後の両者を含むための語，or は「または」で，前後の両者のいずれかを含むための語，（　）はその中でグループ化した検索語になり，これらを組み合わせる（p.59 コラム参照）．
→果物と野菜と（循環器疾患かがんのいずれか）と前向きと統合解析のすべてを含む文献（論文のどこかに含まれているとヒットする）

図7.4 【ワークシート7-2-1】文献検索記入例

をタイトル・要約に限定するメニューを表示できる．

④　検索結果が表示される（図7.5）．一般的には，最近データベースに追加された順に並んで表示される．何件の論文がヒットしたか確認する．件数が多い場合は，追加のキーワードや検索条件を加えて，さらに絞り込んでみよう．検索結果を示す画面の左側には，検索条件を設定する項目が示されている．論文の発表年や論文の種類で絞り込んでもよい．検索条件や検索結果を【ワークシート7-2-1】に記入する．

⑤　タイトルを読み，調べたい内容に該当すると思われる論文タイトルをクリックして開く（図7.6）．抄録（Abstract）を読んで，目的と合致する論文か判断する．合致していれば全文のPDFをダウンロードする（全文が無料でダウンロードできない場合，図書館で文献複写依頼をすることでコピー代，郵送料だけで入手することも可能）．今回の実習では，無料で閲覧できるものを選んでもよい．論文の概要を【ワークシート7-2-1】に整理する．

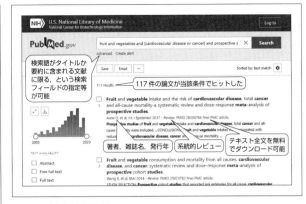

図 7.5　検索結果抜粋

※1　グラフは，当該テーマがいつ頃どのぐらい公表されているかを示す.

※2　画面左側に検索条件を絞るメニュー（検索フィルター）が並んでいる. このメニューは追加することもできる（Additional filters）. 研究対象の種（ヒトかどうか）というフィルターも追加可能.

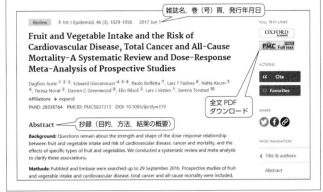

図 7.6　論文の表示例

コラム：検索語の使い方

　PubMed を使用する際の検索語として「AND」，「" "」，「OR」，「( )」，「NOT」がある. 調べたい研究内容を決めて検索語を作成してみよう.

　たとえば，「朝食欠食と糖尿病は関連するか」という疑問を解決する論文を調べたい場合をみてみよう.

表 7.2　検索語の種類と使い方

検索語	機能	使い方
AND	AND の前後の単語が両方ある論文を探す diabetes & breakfast	「diabetes AND breakfast」とすると「diabetes」と「breakfast」の両方を含む論文が選ばれる
" " （ダブルコーテーション）	複数の語を 1 つの単語とみなす	朝食欠食「skipping breakfast」は 2 つの単語からなるため「"skipping breakfast"」のように 1 つの単語として検索するとよい
OR	OR の前後の単語の少なくとも片方がある論文を探す breakfast OR "skipping breakfast"	「breakfast OR "skipping breakfast"」とすると「breakfast」と「"skipping breakfast"」の少なくとも片方を含んでいる論文が選ばれる.「食事」を表す単語でも「meal」「diet」「food」など類義語や似たような情報を含む言葉で表現されるため OR でまとめると，検索漏れが少なくなる
( )	検索式は前から順に適用されるため，グループ化したい検索語はカッコを用いる	「diabetes AND (breakfast OR "skipping breakfast")」とすると，breakfast と skipping breakfast の少なくとも片方を含み，かつ，diabetes という単語を含む論文が選ばれる.「"skipping breakfast" AND diabetes AND (prospective OR cohort)」とすると，prospective か cohort の少なくとも片方を含み，かつ，skipping breakfast と diabetes の両方を含む論文が選ばれる
NOT	NOT の後にある単語を含む論文を除く	「(diabetes AND (breakfast OR "skipping breakfast")) NOT rat」とすると，「diabetes AND (breakfast OR "skipping breakfast")」で選ばれた論文から，rat という単語を含む論文を除くことになる ※ rat や mice を除外するのは，検索フィールドをタイトルや要約に限定する場合など

■ワーク7-2-2 PubMed を利用して前向きコホート研究の文献検索をする.

朝食欠食と糖尿病の関連についての前向きコホート研究の原著論文を2つ以上検索し,【ワークシート7-2-2】の各欄を埋めてみよう. さらに, できれば著者らの述べる研究の長所と短所の概要を記入し, 考察しよう.

曝露要因: 結果 (疾病) を規定する要因 (栄養・食生活など)

交絡要因: 曝露要因以外で, 結果に影響を与える要因 (性別, 年齢など)

【ワークシート7-2-2】朝食欠食と糖尿病の関連についての前向きコホート研究

雑誌. 巻(号):頁;年	国	観察 期間	曝露 要因	結果 (疾病)	曝露評価法 その妥当性	性別	対象者数 (症例数)	摂取量 最少, 最多群	相対危険 最多 vs. 最少群	傾向性 P 値	交絡要因
長所・短所											
長所・短所											
考察											

横線は適宜, 各自で追加して使用すること.

■**ワーク 7-2-3**　CiNii を利用して文献検索をする.

① インターネット検索で CiNii あるいは https://cir.nii.ac.jp/ を入力し，図 7.7 の画面を開く. 詳細検索ボタンを押すと検索フィールドを指定できる.

② ワーク 7-2-1 と同様に，検索したい内容を決定し【ワークシート 7-2-1】に記入する.

③ 「フリーワード」の欄にキーワードを入力して検索を開始する. 「検索結果」の部分に件数が表示されるので何件くらい検索できたか確認し，【ワークシート 7-2-1】に記入する.

④ 件数が多い場合は，追加の条件を設定して再検索する.

⑤ 検索された論文の中から興味のあるものを選び，タイトルをクリックして抄録を読み，研究の目的や方法，結果の概要を【ワークシート 7-2-1】に記入する.

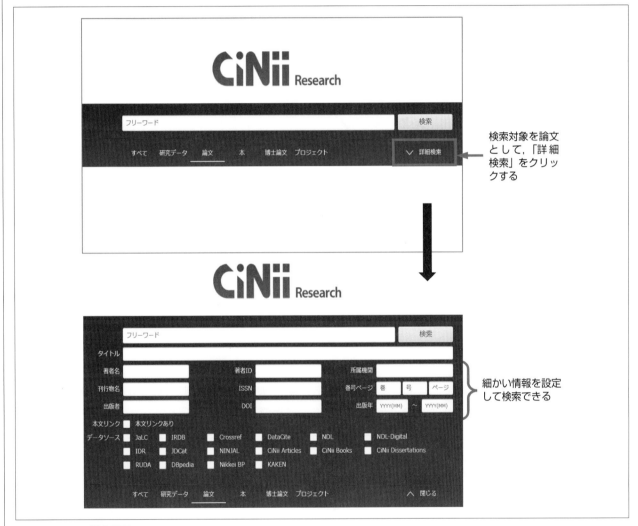

図 7.7　CiNii の検索画面

C. 公衆栄養マネジメントの評価における栄養疫学の活用

　PDCA サイクルに基づく公衆栄養マネジメントの展開では，地域で行う栄養改善事業などの公衆栄養プログラムの効果を評価することが求められる. 疫学の知識を活かして科学的な評価計画を設計できるスキルがこれからの管理栄養士には必要となる.

評価の「科学的妥当性（研究デザインのエビデンスレベル）」の高さと，「実行可能性（対象者の募集や，疾病・健康状態といった結果の出現頻度や検査・測定のしやすさ）」は，多くの場合に相反する関係にある．そこで，2つの条件を考慮し，現実的な制約条件のもとで実行可能なデザインのうち，最も科学的妥当性の高いものを選択する．現実的な制約を優先した場合，結果の解釈にも評価デザインに伴う制約が伴う．たとえば，比較群を設けられない場合は，（評価する前から）得られた結果は見かけ上の効果にすぎないことを受容せざるを得ない可能性が高い．評価の質は計画がほとんどすべてといっても言い過ぎではない．公衆栄養活動という介入の評価における研究デザインは，以下のように整理することができる．

a. 無作為化比較試験

たとえば，健診で血圧が高値（事前測定）だった者を対象とし，無作為（ランダム）に介入群と比較群（対照群）に分ける（図7.8）．介入群には，具体的な減塩指導や日々の取り組み状況の確認を行う支援を実施し，比較群には，減塩方法の情報提供のみ行う．3か月後に事後測定を実施し血圧の変化を比較する．これにより，積極的な減塩サポートの効果を検証する．

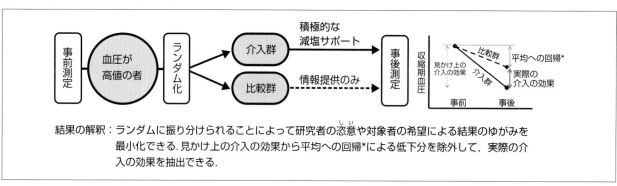

図7.8　無作為化比較試験
＊平均への回帰とは，最初の測定でたまたま真の値からかけ離れた値を示した者の測定値が2回目にはより真の値に近い（平均的な）値を示すことを言う．この現象により，1回目と2回目の測定で真の値には変化がない（介入に効果がない）としても，見かけ上介入の前後で測定値が低下することになる．したがって，平均への回帰による変化量を効果から除外するため，なんとかして比較群を設けることが重要となる．

b. 非無作為化比較試験

たとえば，健診で血圧が高値（事前測定）だった者を対象とし，A社の社員を介入群，B社の社員を比較群（対照群）とする（図7.9）．介入群には，具体的な減塩指導や日々の取り組み状況の確認を行う支援を実施し，比較群には，減塩方法の資料提供のみ行う．3か月後に事後測定を実施し血圧の変化を比較する．これにより，積極的な減塩サポートの効果を検証する．介入方法は無作為割付比較試験と同様であるが，介入群

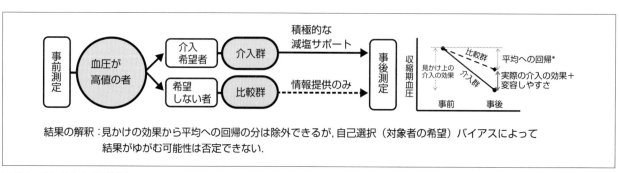

図7.9　非無作為化比較試験
＊については図7.8参照．

と比較群に対象特性の偏り（性別，肥満者の割合，過剰飲酒者の割合など）はおそらく避けられない．そのため，結果にそれらの影響（交絡）が生じる可能性を考慮する．

　無作為化比較試験が研究デザインとしては最も信頼性が高い理由は先述のとおりであるが，無作為化を行えない介入研究の場合でも，比較群（対照）との特性の偏りを多変量解析等である程度対処することは可能である（既知の要因に限られ，当該要因に関する情報を集めた場合）．希望者と希望しない者といった分け方による選択バイアスは，研究実施後には対処することはできない．

c. 比較群を設けない前後比較

　事前測定で血圧が高値だった者を介入群とし，具体的な減塩指導や日々の取り組み状況の確認を行う支援を実施する（図7.10）．比較群を設けず，3か月後の事後測定の結果を事前測定結果と比較して，積極的な減塩サポートの成果を評価する．実施しやすい方法であるが，比較群がないため，取り組み成果を正しく評価することが難しい．

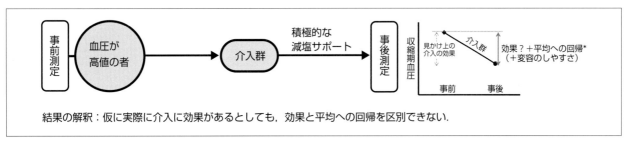

図7.10　比較群を設けない前後比較
＊については図7.8参照．

ワーク 7–3　栄養改善事業の効果を評価する研究デザインを考える

　K市保健センターにおいて，フレイル予防・改善を目的とする6か月間の教育プログラムに取り組むことになった．体重，握力および歩行速度を測定し，リスク者を特定してプログラムへの参加を呼びかけた．プログラムの効果を判定するための評価のデザインとしては，以下の（1）〜（3）を検討した．

（1）プログラム参加者の，教育前後のデータを比較する．
（2）プログラム参加者と参加を希望しなかった者の，教育前後の変化量を比較する．
（3）プログラム参加希望者を無作為に参加群と非参加群に割り付け，教育前後の変化量を比較する．

（第34回管理栄養士国家試験　問109 一部改変）

　（1）〜（3）の研究デザインの名称と各研究デザインの「科学的妥当性」と「実行可能性」におけるメリット・デメリットについてグループで検討し，【ワークシート7–3】に記入する．

【ワークシート7-3】栄養改善事業の効果を評価する研究デザインのメリットとデメリット

研究デザイン		メリット	デメリット
(1)	科学的妥当性		
	実行可能性		
(2)	科学的妥当性		
	実行可能性		
(3)	科学的妥当性		
	実行可能性		

7.2 公衆栄養マネジメントにおける統計解析の進め方

　対象集団の実態調査や公衆栄養プログラムの評価を実施する際は，さまざまな測定や計測を行い，観察された測定値を利用する．この測定値が偶然の影響により真の値の周辺をばらつく現象を測定値の確率変動という（たまたま観察された，高い・低い値の影響受けた平均値になっている）．確率変動の影響を定量的に評価するために統計的推論が行われる．すなわち，研究に生じるキズのうち「偶然」の可能性を推し量るための手法である．通常，研究結果を解釈するとき，P値（まぐれ当たりの確率，probability）が一定の水準未満（一般的に5%未満，P＜0.05と表す）なら偶然だけでは説明できない関連性が標本の母集団でも存在する可能性が高い，つまり統計学的に意味のある（偶然ではない）差や関連と判断する．ただし，このP値は，サンプルサイズに影響されるため，評価計画を作成する際に適切なサンプルサイズを確認しておくことが望ましい．また，統計解析においては，データの種類や評価デザインによって適切な検定方法が異なるため，評価計画を作成する際に研究デザインと併せて統計解析の方法も選択しておく．ここでは，統計解析ソフトEZRを用いたサンプルサイズの計算と統計解析の方法を学ぶ．

A. サンプルサイズの計算

　サンプルサイズとは，調査の対象となる母集団（全員）から抽出された集団（サンプル）の大きさ，つまり調査の対象者数のことである．調査結果が有意であるかを確認するP値は，対象者数が少ないほど大きく（偶然の影響を受けやすく），対象者数が多くなるほど小さくなりやすい．つまり，群間の差が一定でも，対象者数が多くなると差の検定結果は有意になりやすい特徴がある．そのため，評価計画の段階で適切に「想定される効果が得られた場合，その効果を統計的に有意と認めるために最低限必要な対象者数を事前に見積もること」が肝要である．

　サンプルサイズは，次の要素を考慮して決定する．

（1）想定する効果（群間差）

（2）測定値のばらつきの指標（標準偏差）

（3）1型エラー（αエラー，通常5%以下）：本当は差がないのに，差があるとしてしまう間違い

（4）2型エラー（βエラー，通常20%以下）：本当は差があるのに，差がないとしてしまう間違い

（5）検出力：本当に差があるときに差があるとする確率（（4）の逆），すなわち100%－βエラー

　実際の計算では各群の規模の比（1：1，1：2など）も前提条件として必要になる．なお，P値は計算すればするほど間違って有意差が出てしまう確率が増える（本当は差がないのに差があるとしてしまうエラーを100回のうち5回は許容している）ことに留意が必要である．

有意であることがすべてではない

　10万人を対象とした調査研究の場合，群間差が体重20gやエネルギー摂取量5kcal/日というわずかな差であってもP値は極めて小さい値を示し，反対に10人を対象とした研究の場合，群間差が体重2kgやエネルギー摂取量500kcal/日という比較的大きな差があってもP値は極めて大きい値を示す可能性がある．「偶然」への対処には統計学的手法を用いるが，統計学的に有意と判断された場合でも，臨床的な意義の吟味を怠ってはいけない．

＜統計解析ソフト EZR ＞

　本章の統計演習では，統計解析ソフトを用いた演習をする．自治医科大学のホームページで公開されている下記の EZR（Easy R）という統計解析ソフトは無料でダウンロードできる（図7.11）．
https://www.jichi.ac.jp/saitama-sct/SaitamaHP.files/statmed.html

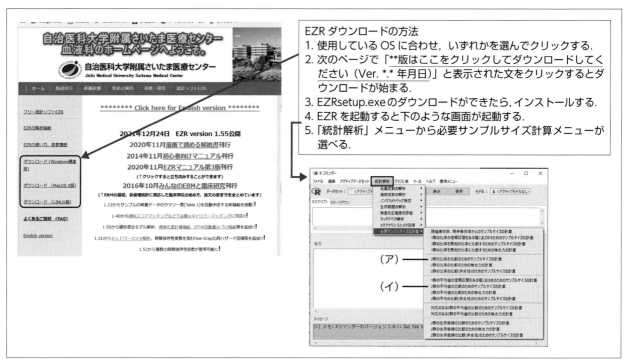

図7.11　統計解析ソフト EZR（Easy R）のダウンロード方法
［自治医科大学附属さいたま医療センター血液科ホームページ］

ワーク 7-4　EZR を用いてサンプルサイズを計算する

■**ワーク 7-4-1**　「2群の比率の比較のためのサンプルサイズの計算」をする．

事例：サプリメント A の便秘への効果を検証するために，被験者と偽薬（サプリメント A そっくりのラムネ）投与群の対象者数を同数として3か月後の便秘有病者割合を比較したい．偽薬投与群の便秘有病者率は30%（比率0.3），サプリメント A 投与群では20%（比率0.2）になると想定した場合を考える．有意水準（αエラー）を両側の5%とし，検出力*80%に到達するために最低限必要な人数（サンプルサイズ）を EZR で計算する．

　＊検出力：本当に群間差があるときに，統計解析で差があると判定する確率．通常80%とする．

研究結果の予測値（%）

	サプリメント A 投与群 （介入群）	偽薬投与群 （比較群）
便秘あり	20	30
便秘なし	80	70

① 　EZR の「統計解析」メニューから「必要なサンプルサイズの計算」－「2群の比率の比較のためのサ

ンプルサイズの計算」を選択する（図7.11（ア））.

② 「グループ1の比率」にサプリメントA投与群の便秘有病者の割合「0.2」を入力する（図7.12（ア））.
「グループ2の比率」には偽薬投与群の便秘有病者の割合「0.3」を入れる.「αエラー」には，有意水
準5%を少数で示した「0.05」を，「検出力」には，検出力80%を少数にした「0.8」を入力する.

③ 「グループ1と2のサンプルサイズの比」は，人数を同じとするため「1」と入れる.

④ 【ワークシート7-4-1】に結果を記入する.

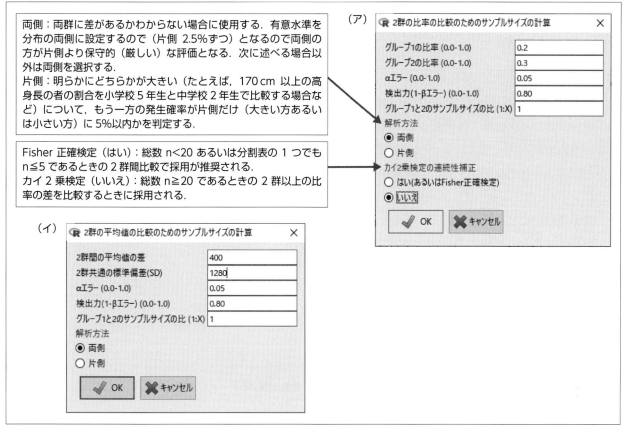

図7.12　EZRによるサンプルサイズの計算方法

【ワークシート7-4-1】2群の比率の比較のためのサンプルサイズ

ワーク7-4-1の解答	各群＿＿＿＿＿＿名ずつ，計＿＿＿＿＿＿名

■**ワーク7-4-2**　「2群の平均値の比較のためのサンプルサイズ」を計算する（図7.11（イ））.

事例：減塩指導の介入の効果を検証するために，介入群と比較群の対象者数を同数として3か月後の尿中
ナトリウム排泄量（2群共通の標準偏差1280 mg）を比較したい．介入後における両群の差は400 mg（食
塩相当量にして1g）と想定し（図7.13），有意水準を両側の5%，検出力80%とした場合の，最低限必
要な人数（サンプルサイズ）をEZRで計算する.

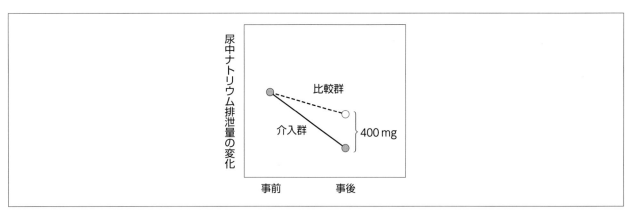

図7.13 研究結果の予測値

① EZRの「統計解析」メニューから「必要なサンプルサイズの計算」−「2群の平均値の比較のためのサンプルサイズ計算」を選択する.（図7.11（イ））

② 「2群間の平均値の差」,「2群共通の標準偏差」,「αエラー」,「検出力」「グループ1と2のサンプルサイズの比」をそれぞれ入力し,計算する（図7.12（イ）).

③ 【ワークシート7-4-2】に結果を記入する.研究参加者のうち,最後まで継続できずドロップアウトする者がいることを想定して,募集しなければならない.たとえばドロップアウトする者が15%いると想定すると,計算で得られたサンプルサイズS人から,（S人／0.85 ≒ A人）と計算し,募集人数をA人とする必要がある.募集すべき人数も記入する.

【ワークシート7-4-2】2群の平均値の比較のためのサンプルサイズ

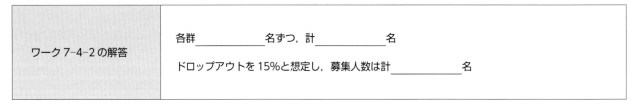

ワーク7-4-2の解答	各群＿＿＿＿名ずつ,計＿＿＿＿名 ドロップアウトを15%と想定し,募集人数は計＿＿＿＿名

B. 食事調査やアンケートの実施

評価計画は,評価のデザインやサンプルサイズに加え,どのような項目を収集してどのように比較（統計解析）するかまで,できるだけ具体的に作成する.実態調査や公衆栄養活動の評価のためにデータを収集する方法は,8章の食事調査および9章の質問紙調査（アンケート）を参照されたい.

C. 結果の整理と統計解析

調査データの統計解析を行う手順は以下のとおりである.ここでは,ある健診センターで収集された健康診断のサンプルデータを用いて,集計および統計解析を行う手順を学ぶ.なお,このサンプルデータは,健康診断の当日に測定およびアンケートにより調査されたもので,群間（たとえばBMI階級別）のアウトカムの比較を行うとしたら研究デザインは横断研究である.なお,回答が欠損した場合の入力方法もあらかじめ（入力を始める前に）定義しておく.

a. データセットを作成する

調査を実施した後，結果を Excel などのデータ集計が可能なファイルに入力し，データセットを作成する．縦1列目に番号（対象者ID），横の1行目に項目（変数）を並べた2次元のシートとして作成する（図7.14）．それぞれの変数の説明資料（ファイルレイアウトとよぶ，図7.15）をあらかじめ作成し，データ入力や集計・解析を担当する人でデータについての理解を共有する．

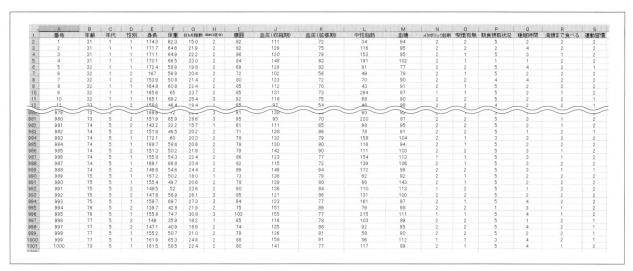

図 7.14 ダウンロード用サンプルデータ
https://www.kspub.co.jp/book/detail/5265802.html

図 7.15 ファイルレイアウト

b. 基本統計量の算出と集計表の作成

基本統計量は，集団の分布（データのばらつき），集計値の概要（外れ値の有無）および集団の代表値などを検討するための基礎的な資料となる．まずは，基本統計量を算出しデータの特徴を捉えることが大切である（表7.3）．

標準偏差（standard deviation：SD）：個々の値の平均値からの平均的な距離を表し，近ければばらつきは少ないと判断できる．平均±2×標準偏差で示される範囲に集団の95%のデータが存在することを表している．平均値の違うもの同士のばらつきを比較する際には，平均値に対する割合（変動係数）として表すことで可能になる．

表7.3　基本統計量などを求める Excel 関数

		Excel 関数 (fx)	備考
基本 統計量	平均値	=AVERAGE (セル範囲)	
	標準偏差	=STDEV (セル範囲)	
	変動係数	= 標準偏差†/平均値†	†上で計算されたセルを指定
	平均値の 95%信頼区間　下限値 　　　　　　　上限値	= 平均値† − CONFIDENCE = 平均値† + (0.05‡, 標準偏差†, 標本数)	†上で計算されたセルを指定 ‡信頼度を計算するために使用する有意水準で，信 　頼度 95%は 100 * (1 − α)%で計算
	中央値	=MEDIAN (セル範囲)	
	25, 75 パーセンタイル値	=QUARTILE (セル範囲 , 戻り値†)	†1 (25 パーセンタイル値) または 3 (75 パーセン 　タイル値) を指定
	最小値	=MIN (セル範囲)	
	最大値	=MAX (セル範囲)	
集計	該当する人数を計上	=COUNTIF (検索範囲 , 検索条件†)	†検索条件の入力されたセルを指定

c. ヒストグラム（度数分布表）の作成

　ヒストグラムは，どの階級にどの位の人数（割合）が存在するかやばらつきの程度に加え，その分布が正規分布（左右対称，パラメトリック）か，非正規分布（左右非対称，ノンパラメトリック）かを視覚的に確認する際に役立つ（図7.16）．

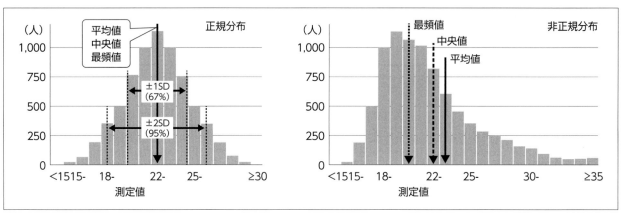

図7.16　正規分布と非正規分布のヒストグラム
SD：standard deviation，標準偏差

d. 統計手法の選択

　基本統計量や集計表，ヒストグラムで解析するデータの概要を把握してから，明らかにしたい事柄を統計解析によって分析する．表7.4のように検定方法にはいろいろな種類があるが，それぞれ前提条件が異なるため，解析を始める前に適切な検定方法を選ぶ必要がある．選択の際の条件は次の通りである（表7.4）．なお，比較群を設けない同じ対象者の事前事後の測定値を比較する「対応のある」場合も統計検定は可能であるが，ここでは取り扱わない．

① **差か相関か**：群間で結果の差を比較するのか，要因と結果の相関を調べるのかを確認する．

② **アウトカム変数の種類**：アウトカム変数（結果）が，連続変数（体重や血圧のような連続する数値）か，カテゴリー変数（やせ・普通・過体重といった群別の人数割合）かを確認する．

③ **アウトカムが連続変数の場合の分布の正規性**：ヒストグラム（度数分布表）を作成し，データが正規分布か非正規分布かを確認する．

表 7.4　統計手法の選び方

①差か相関か	②アウトカム変数の種類	③アウトカムが連続変数の場合の分布の正規性	④比較群数	⑤対象者数（サンプルサイズ）	おもな統計手法
差	連続（平均値，中央値）	あり	2	総数 30 以上	スチューデントの t 検定
			3 以上	1 群 15 以上	分散分析（ANOVA）
		なし	2	制限なし	マンホイットニーの U 検定（別名：ウィルコクスンの順位和検定）
			3 以上	制限なし	クラスカルワリス検定
	カテゴリー（比率）		制限なし	総数 20 未満	フィッシャーの正確検定
				総数 40 以上	ピアソンのカイ 2 乗（χ^2）検定
相関	連続	あり（2 変数とも）		総数 20 以上	ピアソンの相関係数
		なし		制限なし	スピアマンの相関係数
	2 値			制限なし	ケンドールの相関係数

ANOVA：analysis of variance
[参考：新谷 歩，みんなの医療統計，p.55，講談社（2016）]

④ **比較群数**：比較群が 2 群か 3 群以上かを確認する．

⑤ **対象者数（サンプルサイズ）**：表 7.4 の基準を満たしているかを確認する．

e. 曝露要因と相関する因子の調整

　群間のアウトカム（結果）を比較する場合，年齢や性別などの対象者がもつ背景特性が両群で一致していると考えるためには，無作為化されていることが前提となる．無作為化されていない場合，曝露要因（プログラムへの参加有無も含む）に相関する他の背景因子の違いがアウトカムに影響を与える可能性（交絡）が残る．そのため，無作為（ランダム）化されておらず，背景の揃わない群間比較には，多変量解析（重回帰分析など）を用いる．

ワーク 7-5　Excel を用いて基本統計量を算出する

① 図 7.14 のサンプルデータを https://www.kspub.co.jp/book/detail/5265802.html よりダウンロードする．

② サンプルデータシートの下部に示された【ワークシート 7-5-1】に基本統計量を求める Excel 関数を挿入し，統計量を表示させる．Excel 関数は，表 7.3 を参照する．

③ 次に，サンプルデータシートの最下部に示された【ワークシート 7-5-2】の集計表を完成させる．「= SUM」や「= COUNTIF」などの Excel 関数を利用して，集計する．

　※ Excel でヒストグラムを作成することもできる．サンプルデータシートから 1 つ測定値の項目を 1,000 個選択し，Excel シート上で，［挿入］⇒［グラフ］⇒［ヒストグラム］を表示させる．

【ワークシート 7-5-1】基本統計量（図 7.14 のサンプルデータシートの下部に記載あり）

	年齢	身長	体重	BMI 指数	腹囲	血圧 （収縮期）	血圧 （拡張期）	中性脂肪	血糖
平均値									
標準偏差									
変動係数									
95% 信頼区間下限									
95% 信頼区間上限									
中央値									
25th%tile 値									
75th%tile 値									
最小値									
最大値									

		腹囲	血圧 （収縮期）	血圧 （拡張期）	中性脂肪	血糖
（参考） 基準値			140 mmHg 未満	90 mmHg 未満	150 mg/dL	126 mg/dL
			日本高血圧 学会	日本高血圧 学会	日本動脈 硬化学会	日本糖尿病 学会
メタボリック シンドローム	男性 85 cm 以上 女性 90 cm 以上		130 mmHg 未満	85 mmHg 未満	150 mg/dL	110 mg/dL

【ワークシート 7-5-2】集計表（図 7.14 のサンプルデータシートの最下部に記載あり）

● 年代

	コード	（人）	（%）
30 歳代	1		
40 歳代	2		
50 歳代	3		
60 歳代	4		
70 歳代	5		
全体			

● 性別

	コード	（人）	（%）
男性	1		
女性	2		
全体			

● BMI

	コード	（人）	（%）
やせ	1		
標準	2		
肥満	3		
全体			

● メタボリック診断

	コード	（人）	（%）
メタボリックシンドロームである	1		
メタボリックシンドロームではない	2		
全体			

● 喫煙歴

	コード	（人）	（%）
ある	1		
ない	2		
全体			

● 朝食摂取状況

	コード	（人）	（%）
毎日食べる	1		
週 5 ～ 6 回食べる	2		
週 3 ～ 4 回食べる	3		
週 1 ～ 2 回食べる	4		
ほとんど食べない	5		
全体			

● 睡眠時間

	コード	（人）	（%）
5 時間以下	1		
6 時間	2		
7 時間	3		
8 時間時間以上	4		
全体			

● 満腹まで食べる

	コード	（人）	（%）
満腹まで食べる	1		
満腹まで食べない	2		
全体			

● 運動習慣

	コード	（人）	（%）
ある	1		
ない	2		
全体			

統計解析ソフト EZR を用いた方法を紹介する．図 7.14 のサンプルデータ（Excel ファイルのデータ）の
データ部分を EZR に読み込み演習を始める．

■ EZR へのデータの読み込み方法

① 図 7.14 のサンプルデータ（A1:S1001）をコピーする．（クリップボード上にデータを仮置きする）

② EZR を起動する．

③ R コマンダー画面の［ファイル］⇒［データのインポート］⇒［ファイルまたはクリップボード，URL
からテキストデータを読み込む］（図 7.17A）を選択する．

④ 次の画面（図 7.17B）では，今から読み込む Excel データセットを，EZR でどう呼ぶかを決めて入力す
る．今回は［Dataset］と入力し，データファイルの場所は［クリップボード］，フィールドの区切り
記号は［タブ］をそれぞれ選択して［OK ボタン］を押す．

⑤ R コマンダー画面の［Dataset］が青字になっていれば，サンプルデータが EZR に読み込まれている．
また，「編集」ボタンを押すと，読み込んだデータセットの内容が表示される（図 7.17C）．データの読
み込みが確認できたら，統計解析の準備は完了である．

⑥ R コマンダー画面の［統計解析］・［グラフと表］をおもに使い，読み込んだデータを解析する．

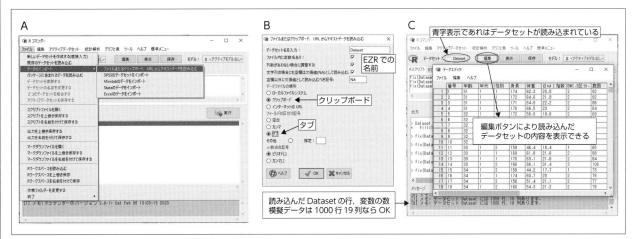

図 7.17　EZR へのデータの読み込み

■ **ワーク 7-6-1**　EZR でヒストグラムを作成し，正規性を確認する．ヒストグラムは，分布を視覚的に捉
えることができる．

① EZR の画面で，［グラフと表］⇒［ヒストグラム］を開く（図 7.18）．

② ［変数（1 つ選択）］の欄から，ヒストグラムを表示させたい項目を 1 つ選ぶ．ここでは，BMI 指数と中
性脂肪のヒストグラムをそれぞれ表示させ，【ワークシート 7-6-1】に貼り付ける．ヒストグラムを
コピーして別ファイルに貼り付ける場合は，グラフ上で右クリックし「メタファイルにコピー」を選
ぶ．

③ ヒストグラムの分布を視覚的に確認し，正規分布でないのはどちらかを【ワークシート 7-6-1】に記

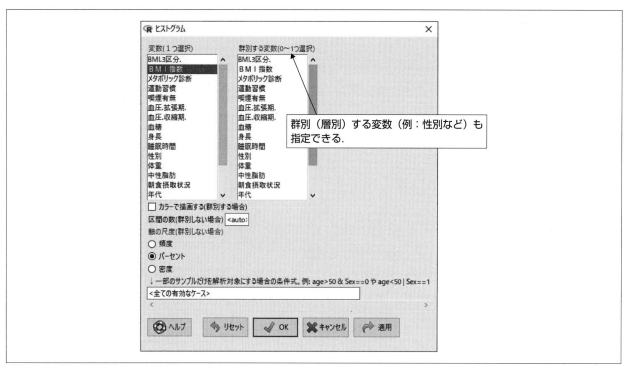

図 7.18　ヒストグラムの表示設定

入する.

④　②で選択した項目を，性別などの群別でヒストグラムを作成する場合は，「群別する変数（0〜1つ選択）」の欄から選ぶ.「軸の尺度（群別しない場合）」の欄でヒストグラムの軸の尺度を「パーセント」に設定し，「OK」をクリックすると，ヒストグラムが表示される.

⑤　性別の BMI 指数のヒストグラムを作成し，各群の正規性を確認する.ヒストグラムは【ワークシート7-6-1】に貼り付ける.

　正規分布かどうかを統計的にチェックすることもできる（[統計解析] ⇒ [連続変数の解析] ⇒ [正規性の検定]）.しかし，非正規分布でも n 数が多ければ有意差が出る.その逆に n 数が少なければ有意差が出ないため，分布のゆがみを視覚的に判断するのがよいだろう.

　群別（性別など）に統計学的な正規性が確認したい場合には，正規性の検定ウインドウの下部で対象を絞る数式を入力する（性別 ==1 など.イコールは "==" と表記）.

【ワークシート7-6-1】ヒストグラム

BMI 指数	中性脂肪

正規分布に従っていないのは _____ である.

性別の BMI 指数のヒストグラム

■**ワーク7-6-2** EZR で相関係数を求める. 相関係数は, 2 変数とも正規分布に従うときはピアソン (Pearson) の積率相関係数を用いるため, (A) の手順で進める. 変数が正規分布でない場合は, スピアマン (Spearman) の順位相関係数を用いるため, (B) の手順で行う.

(A) ［統計解析］⇒［連続変数の解析］⇒［相関係数の検定 (Pearson の積率相関係数)］を開く.
「変数 (2 つ選択)」の欄で, 解析したい 2 つの変数を選ぶ.「対立仮説」は「両側」を選択する.

(B) ［統計解析］⇒［ノンパラメトリック検定］⇒［相関係数の検定 (Spearman の順位相関係数)］
(A) と同様に変数を選択する.

① BMI 指数と収縮期血圧の相関係数を求める. BMI 指数と収縮期血圧のデータが正規分布であるかをヒストグラムで確認し (ワーク7-6-1 を参照), 相関係数の検定の種類を決定する. 正規性の確認の結果と検定方法を【ワークシート7-6-2】に記入する.
② 相関係数の検定を行う.
③ 【ワークシート7-6-2】へ相関係数と P 値を記入し, 出力グラフを貼り付ける.

【ワークシート7-6-2】EZRで算出した相関係数

正規性の確認

BMI 指数	
収縮期血圧	
相関係数の検定の種類	

相関係数 (r)	
P 値	
BMI 指数と収縮期血圧のグラフ	

■**ワーク7-6-3** EZRでt検定を行う．t検定は，2群の連続変数を比較するときに使う．t検定では，両群とも正規分布している前提に加え，アウトカムデータのばらつきが比較群間で同様である（等分散である）という仮定に基づいている．そのため，t検定を行う前に，正規分布であることを確認したうえで，F検定で等分散であるかを確認し，t検定を行う．

① ［統計解析］⇒［連続変数の解析］⇒［2群の等分散性の検定（F検定）］を開く．

② 性別でBMI指数に差があるかを検定する（男女の比較の意義，差の大きさに臨床的意味があるかは別の問題）．「目的変数（1つ選択）」の欄で比較したい連続変数（ここではBMI指数）を選び，「グループ（1つ選択）」の欄の項目（ここでは性別）を選択する．

③ 「対立仮説」の欄は「両側」，「信頼水準」は，「0.95」とする．BMI指数が等分散であることを「2群の等分散性の検定（F検定）」で確認する．F検定で得られたP値，等分散であるかどうか，t検定の種類を【ワークシート7-6-3】に記入する．

　　F検定のP値 <0.05 ⇒「等分散でない」⇒ Welch検定

　　F検定のP値 ≥ 0.05 ⇒「等分散である」⇒スチューデントのt検定

④ ［統計解析］⇒［連続変数の解析］⇒［2群間の平均値の比較（t検定）］を開く（図7.19）．

⑤ 「目的変数（1つ選択）」の欄で比較したい連続変数を選び，「比較する群（1つ以上選択，ただし2種類の値だけを持つこと）」の欄で群別の項目を選択する．「対立仮説」の欄は「両側」，「等分散と考えますか？」の欄は，F検定で等分散であると確認できた場合は，「はい（t検定）」を選択する．

⑥ 出力した平均値，標準偏差，P値，統計的有意差の有無を【ワークシート7-6-3】に記入し，グラフを貼り付ける．

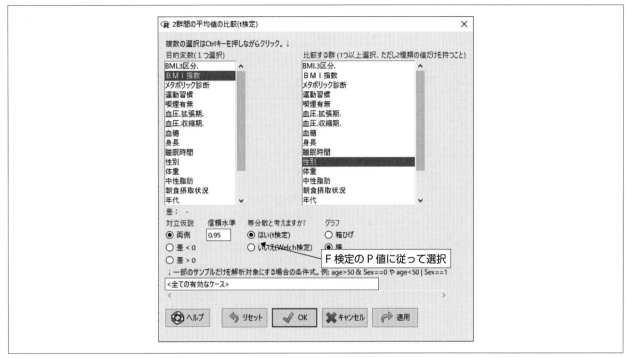

図7.19　2群間の平均値の比較（t検定）

【ワークシート7-6-3】EZRで分析したt検定の結果

等分散の確認

P値	
等分散の確認	
t検定の種類	

t検定の結果

	平均値	標準偏差	P値	統計的有意差*
性別＝1				
性別＝2				

BMI指数と性別のグラフ

＊あくまで練習のための解析である．男女でBMIに差があるかという解析結果に意味があるかどうかを決定するのは解析者であり，その結果を受け取る者たちである．

■**ワーク 7-6-4** EZR でマンホイットニー（Mann-Whitney）の U 検定を行う．マンホイットニーの U 検定は，別名ウィルコクスン順位和検定ともいい，連続変数を 2 群間で比較するときに，正規分布でなくても使える（正規性を確認する必要はない）ノンパラメトリック検定である．多くのノンパラメトリック検定は，測定値そのものではなく順位を用いて P 値の計算を行っている．

① ［統計解析］⇒［ノンパラメトリック検定］⇒［2 群間の比較（Mann-Whitney U 検定）］を選択する（図7.20）.
② 運動習慣の有無で中性脂肪に差があるか，非正規分布の 2 群間比較としてマンホイットニーの U 検定を行う．
③「目的変数（1 つ選択）」の欄で比較したい連続変数（ここでは中性脂肪）を選び，「比較する群（1 つ以上選択，ただし 2 種類の値だけ持つこと）」の欄で群別の項目（運動習慣の有無）を選択する．「対立仮説」の欄は「両側」とし，「検定のタイプ」では「デフォルト」を選択し，「OK」をクリックする．
④ R コマンダーの「出力」欄に結果が表示されるので，各群の結果を【ワークシート 7-6-4】に記入し，出力されたグラフを貼り付ける．
 注）非正規分布のデータは，棒グラフでなく中央値・四分位範囲を表示できる箱ひげ図で表示するのが一般的である．

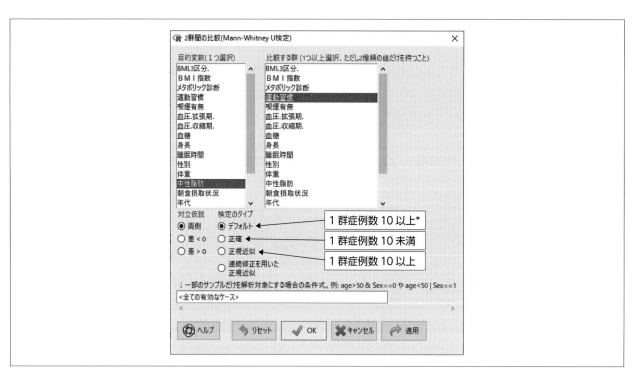

図 7.20　2 群間の比較（Mann-Whitney U 検定）
＊「デフォルト」と 4 つ目の「連続修正を用いた正規近似」は同じ検定タイプ．症例数が小さい研究では結果の正確性が増すので「デフォルト」を選択する．

【ワークシート7-6-4】EZRで分析したマンホイットニーのU検定の結果

中性脂肪と運動習慣の有無のグラフ

	最小値	25 パーセンタイル値	中央値（メディアン）	75 パーセンタイル値	最大値	P 値	統計的有意差
運動習慣 =1							
運動習慣 =2							

■**ワーク7-6-5** EZRで睡眠時間群別の腹囲について，一元配置分散分析を行う．3群以上の連続変数を比較する場合は，一元配置分散分析を使用する．3群以上の比較では2群間の検定方法であるt検定を使用してはいけない．これは，検定を繰り返すことによってまぐれあたりの確率が上がるためである．また，一元配置分散分析は，3群以上の各群ともアウトカムデータが正規分布している前提に加え，そのばらつきが各群間で同様である（等分散である）という仮定に基づいている．そのため，検定を行う前に，正規分布であることを確認したうえで，バートレット（Bartlett）検定で等分散であることを確かめてから，一元配置分散分析の検定を行う．

[**解析前の確認**] 睡眠時間の異なる群間で腹囲に差があるかを検定する前に，睡眠時間の群別に，腹囲が正規分布するかをヒストグラムにより確認し（ワーク7-6-1参照），作成したヒストグラムを【ワークシート7-6-5】に貼り付ける．各群において腹囲が正規分布しているかは微妙だが（どちらかといえばNo），一元配置分散分析を実施するためにここでは正規分布していたことにしてパラメトリックな検定を採用することにする．

① ［統計解析］⇒［連続変数の解析］⇒［3群以上の等分散性の検定（Bartlett 検定）］を開く．
② 「目的変数（1つ選択）」の欄で比較したい連続変数を選ぶ（ここでは腹囲）．「グループ（1つ選択）」の欄で群別の項目（ここでは睡眠時間）を選択し，「OK」をクリックする．
③ Rコマンダーの「出力」欄にBartlett 検定のP値が表示されるので，等分散かどうか確認する．
    Bartlett 検定のP値 <0.05 ⇒「等分散でない」⇒ Welch 検定
    Bartlett 検定のP値 ≧0.05 ⇒「等分散である」⇒一元配置分散分析
④ ［統計解析］⇒［連続変数の解析］⇒［3群以上の間の平均値の比較（一元配置分散分析 one-way

ANOVA）] を開く（図7.21）.

⑤ 目的変数と比較する群の項目をそれぞれ選択し，等分散であれば「等分散と考えますか？」の欄で「はい（一元配置分散分析）」を選択する.「グラフ」の欄は，「棒」を選択する.

⑥ Rコマンダーの「出力」欄に結果が表示されるので，各群の結果を【ワークシート7-6-5】に記入し，出力されたグラフを貼り付ける.

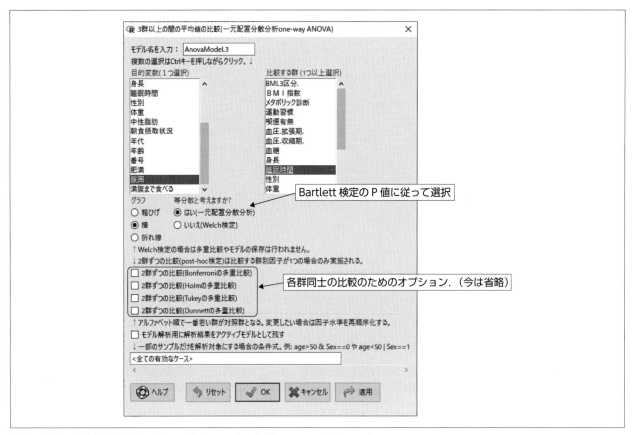

図7.21　3群以上の間の平均値の比較（一元配置分散分析 one-way ANOVA）

【ワークシート7-6-5】EZRで分析した一元配置分散分析の結果

群別のヒストグラム（正規性の確認）

等分散の確認

Bartlett 検定 P 値	
等分散の確認	
検定の種類	

睡眠時間と腹囲のグラフ

		平均値	標準偏差	P 値	統計的有意差
睡眠時間 =1	5 時間以下				
睡眠時間 =2	6 時間				
睡眠時間 =3	7 時間				
睡眠時間 =4	8 時間以上				

■**ワーク7-6-6** EZRでカイ2乗（χ^2）検定を行う．カイ2乗（χ^2）検定は，割合の比較に使う．

性別で肥満者の割合に差があるかをカイ2乗（χ^2）検定により検討する．

準備-1 まずは，BMI（3区分）のデータから肥満者（肥満 =1）かそれ以外（肥満 =0）という新しい変数をつくる（図7.22）．

［アクティブデータセット］⇒［変数の操作］⇒［計算式を入力して新たな変数を作成する］を選択して開く．「新しい変数名」の欄に「肥満」を入力する．

準備-2 「計算式」の欄に「ifelse（条件式，当てはまる場合の戻り値，当てはまらない場合の戻り値）」として「ifelse（BMI.3区分.==3,1,0）」と入力する．※イコールは == と表す．

① ［統計解析］⇒［名義変数の解析］⇒［分割表の作成と群間の比率の比較（Fisherの正確検定）］を開く（図7.23）．

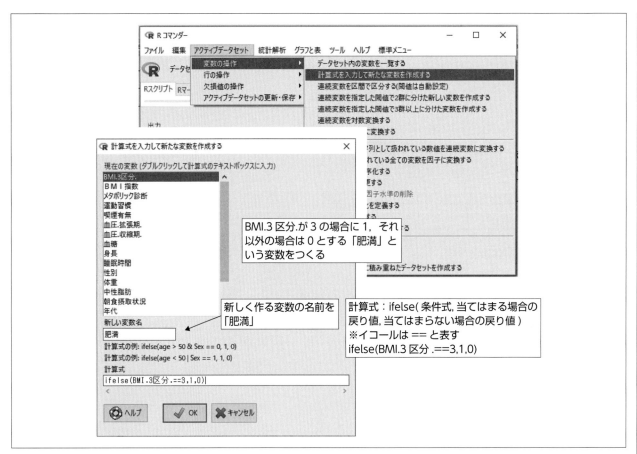

図 7.22　新たな変数の作成

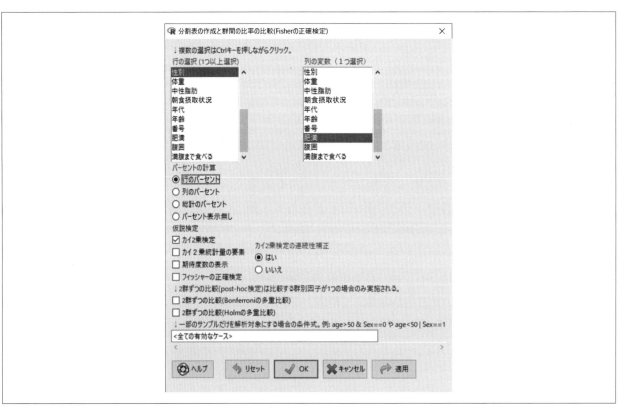

図 7.23　分割表の作成と群間の比率の比較（Fisher の正確検定）

　　　　7. 公衆栄養マネジメントにおける栄養疫学

② 「行の選択（1つ以上選択）」（ここでは性別）「列の変数（1つ選択）」（ここでは肥満）の欄からそれぞれ比較したい項目を選ぶ.

③ 「パーセントの計算」は，必要に応じて設定する.

④ 「仮説検定」では，「カイ2乗検定」に ☑ を入れる.「カイ2乗検定の連続性補正」で「Yes」を選ぶ.「OK」をクリックし，解析結果（P値）を確認する. 分割表と検定結果を【ワークシート7-6-6】に記入する.

【ワークシート7-6-6】EZR で分析したカイ2乗（χ^2）検定の結果

人数（人）

		肥満 =0	肥満 =1	合計	P 値	統計的有意差
		非肥満	肥満			
性別 =1	男性					
性別 =2	女性					

割合（%）

		肥満 =0	肥満 =1	合計
		非肥満	肥満	
性別 =1	男性			
性別 =2	女性			

ワーク 7-7　公衆栄養活動の効果を評価する計画を立てる（例：減塩のプログラム）

公衆栄養活動の効果を評価する研究デザインを作成する. 4章で紹介した減塩プログラムの事業計画例と5章の評価計画例を参照して事業やアウトカムを決定し，本章のCおよびワーク7-3を基に研究デザインを検討して，【ワークシート7-7】に記入する.

【ワークシート7-7】公衆栄養活動の効果の評価（計画）

仮説	
曝露（介入プログラム）	
アウトカム	
アウトカムの測定方法	
交絡要因	
評価デザイン	
対象者数	
対象者の選定方法	
対照群の設定	
統計解析	
結果の解釈における留意点	

7.3 公衆栄養マネジメントにおける倫理審査とインフォームドコンセント

　人を対象とした研究では，研究対象者（被験者）の人権や安全を守るために，研究に関する倫理指針に基づいて研究計画を作成し，倫理審査委員会の承認を受けて実施する．公衆栄養マネジメントにおいても，対象集団への調査や介入の場面で，個人情報の取り扱いや介入方法などにおける倫理的配慮が必要であり，実施にあたっては事前にインフォームドコンセントを得ることも求められる．卒業研究はもとより，自治体の保健事業により得られた情報や検体を用いて，生活習慣病の予防法の有効性を評価することにより，国民の健康増進に寄与することを目的として実施される活動も「研究」に該当するとされている．

A. 倫理審査と倫理審査委員会

　倫理審査委員会とは，当該研究や研究機関とは利害関係のない第三者によって，研究の是非を審査する会議のことをいう．倫理審査委員会の任務は，研究対象者の人権と安全が守られることを保証することである．すなわち，人を対象とした医学系研究（例：健康影響を評価する介入研究など）が，「ヘルシンキ宣言」（ヘルシンキ宣言和文（日本医師会）http://dl.med.or.jp/dl-med/wma/helsinki2013j.pdf）の趣旨に沿って，さらに，「人を対象とする生命科学・医学系研究に関する倫理指針」（文部科学省・厚生労働省）に準拠し，倫理的配慮および科学的妥当性などが確保されているか審査する．

　したがって，倫理審査委員会による承認を得てから研究を開始しなければならない．各自の所属機関に設置されている倫理審査委員会に研究計画書などの必要書類（調査票など）を提出し，審査を受けるのが原則であるが，設置されていない場合は学会などに設置される倫理審査委員会で審査を受けることもできる．

B. インフォームドコンセント

　インフォームドコンセントとは，研究対象者またはその代諾者が，実施されようとする調査・研究の意義・目的，方法，研究対象者に生じる負担，研究に参加することによってもたらされるリスクおよび利益，および予測される結果などについて十分な説明を受け，それらを理解したうえで自由意思に基づいて研究参加に同意することをいう．さらに，インフォームドコンセントを与える能力を欠くと客観的に判断される研究対象者（たとえば未成年）が，代諾者のみでなく本人もその理解能力に応じたわかりやすい言葉で説明を受け，賛意を表することをインフォームドアセントといい，研究参加への同意を得る手続きにはこのような配慮も求められる．インフォームドコンセントを受ける手続き（文書，口頭），および対象者への説明内容は，研究のタイプや集める情報によって異なる．

> **ワーク 7-8　「人を対象とする生命科学・医学系研究に関する倫理指針」を理解する**
>
> 　「人を対象とする生命科学・医学系研究に関する倫理指針」の「第7 研究計画書の記載事項」の項目（1）について，下記のURLを参考に，【ワークシート7-8】へ書き出す．
>
> 　「人を対象とする生命科学・医学系研究に関する倫理指針」（令和4年3月10日一部改正）
>
> https://www.mhlw.go.jp/content/000909926.pdf

【ワークシート7-8】「人を対象とする生命科学・医学系研究に関する倫理指針」

第7 研究計画書の記載事項	
(1)研究計画書に記載すべき事項は，原則として以下のとおりとする．ただし，倫理審査委員会の意見を受けて研究機関の長が許可した事項については，この限りでない．	
①	
②	
③	
④	
⑤	
⑥	
⑦	
⑧	
⑨	
⑩	
⑪	
⑫	
⑬	
⑭	
⑮	
⑯	
⑰	
⑱	
⑲	
⑳	
㉑	
㉒	
㉓	
㉔	
㉕	

8. 公衆栄養マネジメントにおける食事調査

ねらい	● 栄養評価における「日本食品標準成分表」の活用方法を理解する
	● 食事調査法の種類とその特徴を理解し，目的に沿った食事調査法を選択できる
	● 各種の食事調査を実践できる
	● エネルギー調整の方法を理解する

　公衆栄養マネジメントの疫学アセスメントでは，既存資料からの食事に関する情報だけでは，対象者の現状把握が難しい場合があるため，実態調査として食事調査を実施する．食事調査法には，おもに「食事記録法（秤量法・目安量法)」，「24 時間思い出し法」，「食物摂取頻度調査法（FFQ)」，「陰膳法」，「食事歴法」などがある（表 8.1)．疾病（健康課題）の要因となる栄養・食生活を明らかにするためには，より正確に食事調査を行うことが求められる．そのため，食事調査の特徴を理解し，正しく栄養素等摂取量を把握するための力を身につける必要がある．

8.1　日本食品標準成分表の活用

　食事調査によって対象者の栄養素等摂取量を把握するには，「日本食品標準成分表」(以下，食品成分表とする) で示されている値の意味や活用するためのデータ整理方法を正しく理解しておくことが必要である．食品成分表に示された数値は，あくまでも「標準」的な値であることも念頭において活用する．特に重要な点は，対象者が摂取した食事の実態に最も近い食品（番号）を食品成分表から選び，摂取重量を決定することである．そのため調査員は，対象者が摂取した食事内容（種類・量) をできるだけ正確に把握し，食品の状態（生，ゆで，焼き，油いためなどの調理形態や皮つき，皮むき，乾燥，水戻しなどの状態) に応じた食品番号を選択するスキルが求められる（表 8.2)．これらのスキルは，栄養計算の前段階に行う「食品のコード付け」(食事調査で記録された食品に食品成分表で示された食品番号をつける作業) でも必要となる．

表 8.1　食事調査法のまとめ

調査法	概要	長所	短所	習慣的な摂取量を評価できるか	利用にあたって特に留意すべき点
食事記録法	・摂取した食物を調査対象者が自分で調査票に記入する．重量を測定する場合（秤量法）と，目安量を記入する場合（目安量法）がある ・食品成分表を用いて栄養素等摂取量を計算する	・対象者の記憶に依存しない ・丁寧に実施できれば精度が高く，ゴールドスタンダードと呼ばれる	・対象者の負担が大きい ・対象者のやる気や能力に結果が依存しやすい ・調査期間中の食事が，通常と異なる可能性がある ・データ整理に手間がかかり，技術を要する ・食品成分表の精度に依存する	・多くの栄養素で長期間の調査を行わないと不可能	・対象者の負担が大きいため，習慣的な摂取量を把握するには適さない ・食品成分表を活用するためのデータ整理能力に結果が依存する
24時間思い出し法	・前日の食事，または調査時点からさかのぼって24時間分の飲食物を調査員が対象者に聞き取る ・フードモデルや写真を使って目安量を尋ねる ・食品成分表を用いて，栄養素等摂取量を計算する	・対象者の負担は，比較的小さい ・比較的高い参加率を得られる ・食事内容が通常と異なる可能性が低い	・熟練した調査員が必要 ・対象者の記憶に依存する ・データ整理に時間がかかり，技術を要する ・食品成分表の精度に依存する	・多くの栄養素で複数回の調査を行わないと不可能	・調査員は聞き取りの訓練を要する ・習慣的な摂取量を把握するには適さない ・食品成分表を活用するためのデータ整理能力に結果が依存する
陰膳法	・摂取した食物と同じものをもう1人分多く準備してもらうなどして同量集める．食物試料を化学分析して，栄養素等摂取量を推定する	・対象者の記憶に依存しない ・食品成分表の精度に依存しない ・食品成分表に未掲載の栄養成分や化学物質の摂取量を推定できる	・対象者の負担が大きい ・調査期間中の食事が通常と異なる可能性がある ・実際に摂取した食物を全部集められない可能性がある ・試料の分析に，手間と費用がかかる		・習慣的な摂取量を把握するには適さない．
食物摂取頻度調査法	・数十～百数十項目の食品について，特定期間における，摂取頻度を質問表で調査する．その回答をもとに食品成分表を用いて栄養素等摂取量を計算する	・対象者1人あたりの費用が少ない ・データ処理に要する時間と労力が少ない ・標準化に長けている	・対象者の漠然とした記憶に依存する ・得られる結果は質問項目や選択肢に依存する ・食品成分表の精度に依存する ・質問票の精度を評価するための，妥当性および再現性の検討を行う必要がある	・可能	・妥当性を検証した論文が必須．またその結果に応じた利用に留めるべき （注）ごく簡易な調査表でも妥当性を検討した論文はほぼ必須
食事歴法	・食品の摂取頻度に加え，食行動，調理法，調味などに関する質問も行い，栄養素等摂取量を計算する				

[厚生労働省，日本人の食事摂取基準（2020年版）策定検討会報告書，p.25 を一部改変]

表 8.2　栄養計算および食品のコード付けで求められる専門的スキル

（1）一般的な料理に用いられる食品の構成を知っている
（2）食品のサイズを見て重量を推定できる．食品の目安量から重量を推定できる
（3）一般的な食品の廃棄部・廃棄率を知っている
（4）調理による食品の重量変化を知っている

A. 食品の選択および摂取重量の決定における留意点

本節では，以下6点の解説を踏まえ，ワークに取り組む．

(1) 摂取した食品に最も適した食品番号をつける

(2) 廃棄量や加熱・調理による重量変化，栄養素の損失，食べ残しを考慮して摂取重量を決定する

(3) 目安量・重量換算表を参考に，フードモデルやスケールなどを用いて摂取重量を決定する

(4) 調味料や液体の食品などの容量を重量に換算する

(5) 調味料割合と吸油率を考慮する

(6) 食品成分表に未収載の食品への対応をする

(1) 摂取した食品に最も適した食品番号をつける

食品成分表には，1つの食品に対して，複数の類似した食品が収載されている．たとえば，豆腐には，木綿豆腐，絹ごし豆腐，ソフト豆腐，充てん豆腐，沖縄豆腐，ゆし豆腐，焼き豆腐の7種類が収載されており，それぞれ成分組成が異なる．さらに，木綿豆腐と絹ごし豆腐にはそれぞれ，凝固剤の種類は問わないものと凝固剤に塩化マグネシウムを使用したもの，硫酸カルシウムを使用したものの3種類がある．調査対象者が「豆腐」とだけ記入，または回答した場合は，どの豆腐を摂取したか種類を確認する必要がある．豆腐以外にも表8.3のように食品には複数の種類があることを確認しておく．

表8.3　食品成分表において複数の種類がある食品の例

食品群		複数の種類がある例．（　　）内は食品番号
野菜類	かぼちゃ類	日本かぼちゃ（06046），西洋かぼちゃ（06048）
	もやし類	だいずもやし（06287），ブラックマッペもやし（06289），りょくとうもやし（06291）
魚介類	さけ・ます類	ぎんざけ（10130），しろさけ（10134），たいせいようさけ（アトランティックサーモン，10144），べにざけ（10149）
肉類	うし	［和牛肉］（黒毛和種），［乳用肥育牛肉］（ホルスタイン種），［交雑牛肉］，［輸入牛肉］
し好飲料類／調味料及び香辛料類	みりん	本みりん（16025）／みりん風調味料（17054）
調味料及び香辛料類	食酢類	穀物酢（17015），米酢（17016），ぶどう酢（17017）

(2) 廃棄量や加熱・調理による重量変化，栄養素の損失，食べ残しを考慮して摂取重量を決定する

食事調査では，「口に入る状態」に近い食品の摂取量を推定する必要がある．これは，調理によって食材重量の変化や栄養素の損失が生じるためである．

たとえば，表8.4に示した米（「精白米（水稲穀粒）」）と飯（「精白米（水稲めし）」）を見比べてみよう．飯の重

表8.4　「精白米（水稲穀粒）」と「精白米（水稲めし）」による成分変化（重量変化率：210%）

食品番号	食品名	重量 (g)	エネルギー (kcal)	たんぱく質	脂質	炭水化物			鉄 (mg)	ナイアシン (mg)	葉酸 (µg)
				アミノ酸組成によるたんぱく質 (g)	脂肪酸のトリアシルグリセロール当量 (g)	利用可能炭水化物（単糖当量） (g)	利用可能炭水化物（質量計） (g)	差引法による利用可能炭水化物 (g)			
01083	こめ　［水稲穀粒］精白米　うるち米	100	342	5.3	0.8	83.1*	75.6	78.1	0.8	1.2	12
01088	こめ　［水稲めし］精白米　うるち米	210	328	4.2	0.4	80.0*	72.7	75.8	0.2	0.4	6

栄養計算は，食品成分表の使用方法に準ずる．表中の*はエネルギーの計算に利用した収載値に付されている記号.

表 8.5 「ほうれんそう（生）」と「ほうれんそう（ゆで）」による成分変化（重量変化率：70%）

食品番号	食品名	重量 (g)	エネルギー (kcal)	たんぱく質 アミノ酸組成による たんぱく質 (g)	脂質 脂肪酸のトリアシルグリセロール当量 (g)	炭水化物 利用可能炭水化物 (単糖当量) (g)	利用可能炭水化物 (質量計) (g)	差引法による利用可能炭水化物 (g)	鉄 (mg)	葉酸 (µg)	ビタミンC (mg)
06267	ほうれんそう 葉 通年平均 生	100	18	1.7	0.2	0.3*	0.3	0.1	2.0	210	35
06268	ほうれんそう 葉 通年平均 ゆで	70	16	1.5	(0.2)	0.3	0.3	0.8*	0.6	77	13

栄養計算は，食品成分表の使用方法に準ずる．表中の*はエネルギーの計算に利用した収載値に付されている記号．

量は，炊飯によって米の210%つまり2.1倍に増加するが，鉄やナイアシン，葉酸などの含有量は減少する．「ほうれんそう・生」100gは，ゆでると70gに減り（重量変化率70%），鉄や葉酸，ビタミンCなどの含有量は3分の1程度まで減少する（表8.5）．そのため，食品番号をつける際は，いずれも加熱調理後の「精白米（水稲めし）」や「ほうれんそう・ゆで」を選択したほうが，調理による栄養素の損失誤差を小さくできる．

また，加熱・調理して摂取されたにもかかわらず，食事調査の記録が加熱・調理前の重量で記載されていた場合は，食品成分表に掲載されている「調理方法の概要および重量変化率」を参考に摂取量を算出するとよい．

秤量法の場合は，図8.1のように食品の調理過程のうち，どの時点で秤量したかによって重量が異なる．表8.6で秤量したタイミングを確認し，図8.2のA～Cの算出方法に従って重量を決定する．

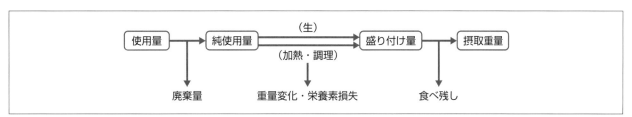

図 8.1　食品の調理過程と重量の変化

表 8.6　秤量のタイミングによる摂取重量算出方法の違い

加熱・調理前の廃棄量込みの食品重量（使用量）を秤量していた場合	使用量から廃棄量を差し引き，純使用量を求める．廃棄量を秤量していない場合は，食品成分表の廃棄率から算出する（図8.2A）
純使用量を算出または秤量していた場合	生で食べる食材はそのまま盛り付け量となるが，加熱・調理する場合は，重量変化率を考慮して盛り付け量を算出する
盛り付け量を算出または秤量していた場合	食べ残しがないか確認し，食べ残しがあった場合は，盛り付け量から差し引き摂取重量とする

A. 廃棄量の算出方法（食品成分表の廃棄率から算出する場合）

使用量 × 廃棄率 ＝ 廃棄量

例：ほうれんそう・生（廃棄量込み）100 g，廃棄率 10%の場合
ほうれんそうの廃棄量＝100 g×0.1＝10 g

B. 純使用量の算出方法

使用量 － 廃棄量 ＝ 純使用量

例 1：加熱・調理される食品の場合
ほうれんそう・生（廃棄量込み）100 g，廃棄量 10 g とする．
ほうれんそう・生の純使用量＝100 g－10 g＝90 g

例 2：生のまま摂取する食品の場合
バナナ・生（廃棄量込み）100 g，廃棄量 40 g とする．
バナナ・生の純使用量＝100 g－40 g＝60 g
※生で食べる食品の場合，純使用量＝盛り付け量となる．

C. 摂取重量の算出方法

純使用量 × 重量変化率 － 食べ残し ＝ 摂取重量

※調理による重量変化率は食品成分表を参考にする．

例：ほうれんそう・生（純使用量）90 g，加熱・調理後（ゆで）の重量変化率 70%，食べ残し 10 g の場合
ほうれんそう・ゆでの摂取重量＝90 g×0.7－10 g＝53 g

図 8.2　廃棄量，純使用量，摂取重量の算出方法

(3) 目安量・重量換算表を参考に，フードモデルやスケールなどを用いて摂取重量を決定する

食品の重量を目安量で記入していた場合や 24 時間思い出し法のように聞き取りによって摂取重量を把握する場合は，目安量・重量換算表を参考に，フードモデルやスケールなどでサイズを確認して摂取重量を決定する．目安量・重量換算表は，巻末資料（p.157）を参照する．

(4) 調味料や液体の食品などの容量を重量に換算する

食事記録法の場合，調味料やアルコール飲料といった液体食品などは，容量で記入されていることが多い．重量と容量は異なるため，比重を考慮した重量換算が必要となる．食品成分表の備考欄や巻末資料（p.161）を参考にする．

例 1：こいくちしょうゆ　小さじ 1 杯（5 mL）→ 6 g
例 2：上白糖　小さじ 1 杯（5 mL）→ 3 g
例 3：ビール（淡色）100 mL → 100.8 g
　　　缶ビール 1 本（350 mL）→ 352.8 g

(5) 調味料割合と吸油率を考慮する

食事調査において，調味料や油の摂取量を把握することは容易ではない．これは，調理過程において調味料が食品に浸透・吸着することで，使用量は秤量できても実際の摂取量を秤量することができないためである．食品成分表の「揚げ物における衣の割合及び脂質量の増減」の表には，揚げ衣の配合や吸油率が示されているほか，「炒め物における脂質量の増減」の表では，主材料食品への付着量も含めた吸油率が示されている．

（6）食品成分表に未収載の食品への対応をする

　輸入野菜や自家製の食品など，食品成分表に収載されていない食品を摂取した場合や，料理や加工食品をそのまま記録した場合など，食品番号が不明な場合の対応として以下の方法がとられる．いずれの方法においても，食事調査にかかわる全調査員が同じ対応をとれるよう，事前に対応方法を共有しておくことが大切である．

① 他の食品番号に置き換える

② 複数の食品を組み合わせる

③ 新たな食品番号とそれに対応する栄養成分値をつくる

④ 使用量がわずかな場合は無視する

　※食品成分表に調理後の成分値が収載されていない食品については，「調理による成分変化率区別一覧」を用いることで，食品群別に加熱調理後のおよその成分値が推計できるので参考にする．

ワーク 8-1　食事記録法で得られた情報から，食品成分表に収載されている最も適切な食品番号を選び，重量を決定する

［準備する物］

・食品成分表

① 食品の選択および食品のコード付けの留意点を理解し，【事例8-1-1】と【事例8-1-2】に示されている女子大学生と50歳代の男性（会社員）の食事調査の記入例について，食品成分表を用いて適切だと思う食品番号をつける．

② 摂取量が目安量や容量で示されている場合は，巻末資料の重量換算表（p.157）を参考に重量を確定する．

③ 上記の作業の結果をグループやクラスで発表し，どのような違いがあったか確認する．異なる結果となった箇所やその原因，ワークを通しての気づきを【ワークシート8-1-1】に整理する．

【事例 8-1-1】女子大学生の食事

食事記録法　朝食

調理形態*1	料理名	食品名	食品番号	目安量	重量(g) 調理前	重量(g) 調理後	残量(g)	調理法*2	備考欄
1	ピザトースト	食パン		6枚切1枚				3	秤量忘れ
		ケチャップ			10				
		ベーコン			9			3	
		たまねぎ			12			3	
		とろけるチーズ		5枚入1枚	18				メーカー名：○○○○
3	ヨーグルト	ヨーグルト			120			1	プレーンタイプ，無糖
3	コーヒー牛乳	コーヒー			3				お湯を入れて50gにする
		牛乳			130				
1	りんご	りんご皮なし			65			1	

食事記録法　昼食

調理形態*1	料理名	食品名	食品番号	目安量	重量(g) 調理前	重量(g) 調理後	残量(g)	調理法*2	備考欄
1	あさりのパスタ	スパゲティ			80			2	
		あさり（殻付）			100		60	5	殻を残した
		キャベツ			50			5	
		にんにく			5			5	
		塩		2ふり					味付け普通
		こしょう							
		薄口しょうゆ		小さじ0.5					
		鷹の爪		1本					残した
		オリーブオイル		大さじ1					
		白ワイン			100				
1	サラダ	ゆで卵				50		2	
		ブロッコリー				40		2	
		ミニトマト			20			1	
		フレンチドレッシング			10				

食事記録法　夕食

調理形態*1	料理名	食品名	食品番号	目安量	重量(g) 調理前	重量(g) 調理後	残量(g)	調理法*2	備考欄
1	ごはん	めし				180		2	
3	鶏のから揚げ	鶏のから揚げ				73		7	冷凍食品：若鶏唐揚げパック，メーカー名：○○○○
1	付け合わせ野菜	レタス			30			1	
		レモン			20		15	1	
		マヨネーズ			6				
1	なすの肉味噌炒め	なす			96			5	
		豚ひき肉			40			5	
		みそ			13				
		片栗粉			3				
		酒			19				
		醤油			4				
		顆粒だし			1				
		ごま油			3				
3	酎ハイ	缶酎ハイ（レモン）		1缶350mL					メーカー名：○○○○

＊1：該当する調理形態について以下の数字を記入する（1：家庭調理，2：惣菜・持ち帰り，3：加工・市販食品，4：外食，5：その他）

＊2：調理法の番号を記入する（1：生・そのまま，2：ゆで，煮る，3：焼く（グリル），4：蒸す，5：炒める，6：揚げる，7：その他）

【事例 8-1-2】50 歳代男性（会社員）の食事

食事記録法　朝食

調理形態*1	料理名	食品名	食品番号	目安量	重量(g) 調理前	重量(g) 調理後	残量(g)	調理法*2	備考欄
1	ごはん	めし				180		2	
1	豆腐の味噌汁	豆腐			40			2	
		なめこ			10			2	
		青ネギ			1			2	
		粉末だし		小さじ 1/2					メーカー名：○○○○
		みそ		大さじ 1/2					
1	鮭の塩焼き	鮭（うすしお）			70		5	3	骨を残した
		大根			50			1	おろして水を切った
		しょうゆ		小さじ 1/2					
1	バナナ	バナナ		1 本	100		40	1	皮を残した

食事記録法　昼食

調理形態*1	料理名	食品名	食品番号	目安量	重量(g) 調理前	重量(g) 調理後	残量(g)	調理法*2	備考欄
4	ごはん	めし		大碗 1 杯				2	いつもよりやや多め
4	焼肉風炒め	牛肉						5	
		たまねぎ						5	
		ピーマン		大皿 1 杯				5	
		人参						5	
		キャベツ						5	
		焼肉のたれ							味付け普通
4	サラダ	サニーレタス		小鉢 1 杯				1	
		きゅうり		薄切り 3 枚				1	
		プチトマト		1 個				1	
		和風ドレッシング							味付け普通
4	わかめスープ	乾燥わかめ			0.5			2	
		白ごま		少々				2	
		コンソメスープの素							味付け普通
4	お茶	緑茶		1 杯					

食事記録法　夕食

調理形態*1	料理名	食品名	食品番号	目安量	重量(g) 調理前	重量(g) 調理後	残量(g)	調理法*2	備考欄
1	ごはん	めし				180		2	
2	アジの南蛮漬け	アジ				50		6	骨なし
		たまねぎ				10		1	
		赤パプリカ				5		1	
		酢							
		砂糖							
		しょうゆ							
3	納豆	納豆		1 パック	40			1	
		だししょうゆ		小さじ 1/2					
1	煮物	レンコン				20		2	
		里芋				40		2	
		人参				20		2	
		さやいんげん				2		2	
		料理酒							味付け薄味
		みりん							
		しょうゆ							
		だし汁							
3	ビール	缶ビール（350 mL）		2 本					

＊1：該当する調理形態について以下の数字を記入する　（1：家庭調理，2：惣菜・持ち帰り，3：加工・市販食品，4：外食，5：その他）
＊2：調理法の番号を記入する　（1：生・そのまま，2：ゆで，煮る，3：焼く（グリル），4：蒸す，5：炒める，6：揚げる，7：その他）

【ワークシート8−1−1】食品のコード付けの振り返りシート

（1）あなたが決定した食品のコード付けや重量は，他者の結果とどのような違いがありましたか.

（2）（1）に挙げた違いは，何が原因で生じたと考えられますか.

（3）このワークでの気づきをまとめましょう.

8.2 食事記録法

食事記録法（dietary records）とは，対象者がある一定期間内に摂取した料理名，食品名，食品の重量などをすべて記録用紙に記入する方法である．摂取量の把握方法によって秤量法と目安量法に分けられる（表8.7）．最近では，写真で食べたものを記録する写真記録法も食事記録法として位置づけられる．

秤量法は実際に摂取する食品をすべて秤量するため精度が高く，他の食事調査法の妥当性（実際に摂取した量と食事調査結果が一致するか）を評価する基準（ゴールドスタンダード）とされている．

表 8.7　秤量法，目安量法，写真記録法の特徴

	方法	特徴
秤量法	秤，計量カップ，計量スプーンなどを用いて食品の重量，容量を測定し，記録する方法	①リアルタイムで食品と重量を記録するため，調査票の記入漏れが少ない ②記録が正確に行えていれば精度が高く，ゴールドスタンダードとされている ③秤量作業は対象者の負担が大きく，調査期間中に食事内容を変更する可能性がある ④外食や総菜などの利用が増えた場合，すべてを秤量することが困難である
目安量法	摂取量の測定は行わず，料理単位，食品を数える通常の単位である目安量を記録する方法	①秤量法と比べると，対象者の負担が少なく，集団への実施が容易である ②秤量法に比べて簡便性は高いが，重量見積もりに差異が生じやすい ③食品の重量を直接測定してないため，秤量法に比べて精度は劣る
写真記録法	対象者がデジタルカメラやスマートフォンのカメラなどにより，食前食後の飲食物を撮影し，訓練を受けた推定者が写真から料理名，食品名，摂取量を推定する方法	①写真だけでは食品や摂取量の推定が難しいため，料理名・食品名・目安量などの簡単なメモや摂取量を推定する基準ツール（一定の長さのスケール）を置いて撮影するよう依頼する ②秤量法に比べて対象者の負担が少なく簡便性は高いが，重量見積もりに差異が生じやすい ③食品の重量を直接測定していないため，秤量法に比べて制度は劣る

A. 食事記録法を対象者へ実施する際の留意事項

食事記録法を行う際には，対象者へ事前説明を十分に行う必要がある．一般的な調査説明のポイントを表8.8 に示す．

表 8.8　調査対象者に食事調査を説明する際のポイント

①	簡素化や見栄をはらず，普段通りの食事を心がけてもらう
②	起床から就寝までに飲食したすべての食品を，記録用紙に記入してもらう
③	自分ではわからない食品・料理については，家族にも協力してもらう
④	計れるものはすべて計る，計れないものは無理しない

B. 対象者が記録した調査票の確認

調査員は，調査精度に応じたデータ整理が行えるよう，調査対象者への面接を通して調査票を確認する必要がある．以下のチェック項目を確認しよう．

（1）食品の種類を確認できたか

（2）秤量する際の食品の状態（生，乾燥，戻し，調理形態など）を確認できたか

　　（特に，廃棄率が大きい野菜，果物などは，廃棄量を差し引いた重量かといったことも確認する）

（3）廃棄量や食べ残しが確認できたか

（4）「希釈用水」*を必要とする食品について，確認できたか

＊「希釈用水」は，焼酎の水割りの水やインスタントコーヒーの湯を指す．栄養価計算には不要であるが，摂取量を把握したい場合に確認する．

(5) 重量が記入されていない食品がないか，記入されてない場合は目安量を確認できたか

(6) 1人前の食品重量で記入されているか

(7) 料理に含まれる食品の常用量を著しく超える食品がないか

より正確な食事調査のために

　料理に使用する調味料の種類や味付けは，地域や個人によって異なる．より正確な食事調査を行うためには，これらの情報を図8.3のような調査票を用いて確認するとよい．

●調味料について

調味料種類
（普段ご使用になられている調味料を可能な範囲で教えてください．該当するものに☑をお願いします．）

植物油	□ サラダ油 ／ □ オリーブオイル ／ □ ごま油 ／ □ その他（　　　　　　　）
みりん	□ 本みりん ／ □ みりん風調味料 ／ □ その他（　　　　　　　）
しょうゆ	□ うすくち ／ □ こいくち ／ □ その他（　　　　　　　）
みそ	□ 赤みそ ／ □ 中みそ ／ □ 白みそ ／ □ その他（　　　　　　　）
酢	□ 穀物酢 ／ □ 米酢 ／ □ りんご酢 ／ □ その他（　　　　　　）
その他	（　　　　　　　　　　　　　　　　　　　　　　　　　）
	（　　　　　　　　　　　　　　　　　　　　　　　　　）

●味付けについて
家庭料理の味付けについて、該当箇所に☑をつけてください

　　□ 外食の味付けより濃い ／ □ 外食の味付けと同程度である ／ □ 外食の味付けより薄い

〔担当者：管理栄養士 〇〇 〇〇〕

図8.3　調味料や味付けに関する調査票

ワーク 8-2　食事記録法による食事調査を実施する

① 食事記録法の中でもより正確に食事量を把握する「秤量法」により，1日分の食事調査を実施する．食事内容は，【ワークシート8-2-1】〜【ワークシート8-2-4】の食事記録用紙（朝食，昼食，夕食，間食）に記入する．この食事記録用紙は，目安量法でも使用できるようになっているが，今回は秤量法での記録のため，「目安量」ではなく「重量」を記入する．加工食品は，備考欄にメーカーや商品名などを記入する．

② それぞれの食品のコード付けを行う．

　なお，この秤量法による食事記録は，ワーク8-3の24時間思い出し法による調査結果との比較に用いるため，ワーク8-2はワーク8-3を行う前日に取り組むとよい（p.102のワーク8-3を参照）．

【ワークシート 8-2-1】食事記録法（朝食）

調査日	食べ始めた時間
年　月　日（　）	時　　分
食べた場所（☑をつける）	
□　自宅　　・　　□　自宅以外	

					対象者 ID

調理形態*1	料理名	食品名	食品番号	目安量	重量(g) 調理前	重量(g) 調理後	残量(g)	調理法*2	備考欄（メーカー名など）

＊1：該当する調理形態について以下の数字を記入する　（1：家庭調理，2：惣菜・持ち帰り，3：加工・市販食品，4：外食，5：その他）
＊2：調理法の番号を記入する　（1：生・そのまま，2：ゆで，煮る，3：焼く（グリル），4：蒸す，5：炒める，6：揚げる，7：その他）

【ワークシート 8–2–2】食事記録法（昼食）

調査日		食べ始めた時間					対象者 ID	
年　月　日（　）		時　　分						

食べた場所（☑をつける）
□　自宅　　　・　　　□　自宅以外

調理形態*1	料理名	食品名	食品番号	目安量	重量(g)		残量(g)	調理法*2	備考欄（メーカー名など）
					調理前	調理後			

＊1：該当する調理形態について以下の数字を記入する　（1：家庭調理，2：惣菜・持ち帰り，3：加工・市販食品，4：外食，5：その他）
＊2：調理法の番号を記入する　（1：生・そのまま，2：ゆで，煮る，3：焼く（グリル），4：蒸す，5：炒める，6：揚げる，7：その他）

【ワークシート 8-2-3】食事記録法（夕食）

調査日	食べ始めた時間
年　月　日（　　）	時　　　分
食べた場所（☑をつける）	
□　自宅　　・　　□　自宅以外	

	対象者 ID

調理形態*1	料理名	食品名	食品番号	目安量	重量(g) 調理前	重量(g) 調理後	残量(g)	調理法*2	備考欄（メーカー名など）

＊1：該当する調理形態について以下の数字を記入する　（1：家庭調理，2：惣菜・持ち帰り，3：加工・市販食品，4：外食，5：その他）
＊2：調理法の番号を記入する　（1：生・そのまま，2：ゆで，煮る，3：焼く（グリル），4：蒸す，5：炒める，6：揚げる，7：その他）

【ワークシート 8-2-4】食事記録法（間食）

調査日		食べ始めた時間				対象者 ID	
年　月　日（　）		時　　　分					
食べた場所（☑をつける）							
□　自宅　　　・　　　□　自宅以外							

調理形態*1	料理名	食品名	食品番号	目安量	重量（g）		残量（g）	調理法*2	備考欄（メーカー名など）
					調理前	調理後			

＊1：該当する調理形態について以下の数字を記入する　（1：家庭調理，2：惣菜・持ち帰り，3：加工・市販食品，4：外食，5：その他）
＊2：調理法の番号を記入する　（1：生・そのまま，2：ゆで，煮る，3：焼く（グリル），4：蒸す，5：炒める，6：揚げる，7：その他）

調査日		食べ始めた時間	
年　月　日（　）		時　　　分	
食べた場所（☑をつける）			
□　自宅　　　・　　　□　自宅以外			

調理形態*1	料理名	食品名	食品番号	目安量	重量（g）		残量（g）	調理法*2	備考欄（メーカー名など）
					調理前	調理後			

＊1：該当する調理形態について以下の数字を記入する　（1：家庭調理，2：惣菜・持ち帰り，3：加工・市販食品，4：外食，5：その他）
＊2：調理法の番号を記入する　（1：生・そのまま，2：ゆで，煮る，3：焼く（グリル），4：蒸す，5：炒める，6：揚げる，7：その他）

8.3 24時間思い出し法

24時間思い出し法（24-hour dietary recall）は，調査日前日（24時間以内）に対象者が飲食したすべての情報を訓練された調査員が面接し詳細に聞き取る方法である．面接する調査員は，一般的に面接の日の前日の最初に飲食したものから順に質問していく．面接の所要時間は20〜30分程度である．

A. 環境整備

個室やパーテションで区切るなど，対象者のプライバシー保護に十分配慮した面接会場を整備する．

B. 面接する調査員の心得

調査員はあくまでも対象者が調査日の前日に飲食したものを思い出すためのサポーターであることを念頭において面接を行う必要がある．その際，尋問的な質問をしないこと，対象者の回答に影響を及ぼすような質問を行わないように留意する必要がある．また，すべての回答に対して中立的な態度をとらなくてはならない．調査員の独断的な判断や解釈を行ってはならず，回答の誘導（たとえば，「トーストにはバターを塗りますよね」，「味噌汁には豆腐が入りますよね」などの声かけ）はしないように心がける．

C. 聞き取る項目

（1）対象者の確認（対象者のID，氏名など）
（2）調査日前日の行動（起床・就寝時刻，食事回数やその時刻，共食状況，食事の場所，調理担当者など）
（3）調査日前日に飲食したすべての料理や食品名，そのサイズ（大きさ，量）

＜聞き取りの留意点＞

調査員は，対象者が思い出しやすいように，起床から就寝までの1日の流れを追いながら飲食したものを確認する．調味料や食間での飲食物など対象者が忘れやすい食品や食べ残しがないかを念頭に置いて聞き取りに臨む．また，可能な限り，フードモデルや実物大写真集，国民健康・栄養調査の標準的図版ツール＊などを用いて茶碗の形状，大きさ，量を確認すると誤差が小さくなる．対象者が摂取した食品は，基本的には調理後の重量（目安量）であることを理解して聞き取りを行う．加工食品や外食を利用した場合は，メーカー名や商品名，店名なども確認しておくと，後で詳細な情報を得られやすい．質問は基本的に自由形式を用いて行うことが望ましい．特に確認が必要な事項としては，以下の4点が挙げられる．

（1）「調理食品の確認」：調味料も忘れずに確認すること
（2）「食べ残しの有無」：食べ残しがあった場合は，その食品および量を確認すること
（3）「おかわりの有無」：おかわりがあった場合は，その回数などについて確認すること
（4）「栄養補助食品や飲料（アルコールなど）の摂取の有無」

＊国民健康・栄養調査の標準的図版ツール：https://www.nibiohn.go.jp/eiken/chosa/pdf/scale2009_2013ver.pdf

ワーク 8-3 24時間思い出し法と食事記録法の調査結果を比較する

　ワーク8-2で行った秤量法の調査結果と比較するため，24時間思い出し法は秤量法による食事調査の翌日に実施すること．

① 2人ペアになり，一方が管理栄養士役（調査員），片方が対象者役となる．

② 管理栄養士役は自己紹介，対象者についての情報（対象者のID，氏名など）に誤りがないか，対象者役に確認する．その後，対象者役に対して，24時間思い出し法を実施すること，調査に必要な所要時間などを対象者役に説明する．

③ 管理栄養士役は，対象者役の調査日前日の行動（起床・就寝時刻，食事回数やその時刻，共食状況，食事の場所，調理担当者など）を聞き取り，基本情報を【ワークシート8-3-1】に記録する．

④ 対象者役の前日の行動をなぞりながら，調査日前日に飲食したすべての料理や食品名，そのサイズを24時間思い出し法の調査票【ワークシート8-3-2】に記録する．この時，何を参考にしてサイズを推定したか（フードモデルや実物大写真集など）についても記録しておくと食品重量推定の際に役に立つ．

⑤ 面接終了後，聞き取った情報をもとに，食品の重量を推定する．

⑥ 推定後，栄養計算を行う（本実習ではこの作業は省略する）．

⑦ ②～⑤について役を交代して実施する．

⑧ 対象者役が事前に行った秤量法による食事調査結果と，管理栄養士役が聞き取りを行った24時間思い出し法の調査結果を比較し，どのような料理や食品の種類，重量を推定しにくかったのか考え，料理を聞き取る際の注意事項について考察する（【ワークシート8-3-3】）．

【ワークシート8-3-1】24時間思い出し法　基本情報

対象者ID		調査日	
性別	□　男性　　　□　女性	担当者	

【調査日前日の行動】

起床時刻	時　　　　　　分ごろ			
就寝時刻	時　　　　　　分ごろ			
食事回数	回／日			
	食事時刻	共食の有無	食事の場所	調理担当者
□朝食（　　時　　分ごろ）		□あり　□なし	□自宅　□自宅以外	□自分　□自分以外
□昼食（　　時　　分ごろ）		□あり　□なし	□自宅　□自宅以外	□自分　□自分以外
□夕食（　　時　　分ごろ）		□あり　□なし	□自宅　□自宅以外	□自分　□自分以外
□間食（　　時　　分ごろ）		□あり　□なし	□自宅　□自宅以外	□自分　□自分以外
□間食（　　時　　分ごろ）		□あり　□なし	□自宅　□自宅以外	□自分　□自分以外
備考				

【ワークシート 8-3-2】24 時間思い出し法　調査票

調査日	担当者	対象者 ID
年　　月　　日（　　）		

食事区分	調理形態*1	料理名	食品名	食品番号	目安量	重量(g) 調理前	重量(g) 調理後	残量(g)	調理法*2	備考欄（メーカー名など）

＊1：該当する調理形態について以下の数字を記入する　（1：家庭調理，2：惣菜・持ち帰り，3：加工・市販食品，4：外食，5：その他）
＊2：調理法の番号を記入する　（1：生・そのまま，2：ゆで，煮る，3：焼く（グリル），4：蒸す，5：炒める，6：揚げる，7：その他）

【ワークシート 8−3−3】24 時間思い出し法と秤量法の食事調査結果の違い

（1）24 時間思い出し法と秤量法による調査結果にどのような違いがありましたか.

（2）どのような料理や食品の種類，重量を推定しにくかったですか.

（3）聞き取る際の注意点を考察しよう.

8.4 食物摂取頻度調査法(FFQ)

食物摂取頻度調査法(food frequency questionnaire : FFQ)は，ある一定期間(1か月，1年など)における過去の食事を思い出し，質問紙にリストアップされている食品や料理の摂取頻度を回答し，習慣的な栄養素等摂取量や食品群別摂取量を推定する方法である．このうち，摂取頻度だけでなく1回あたりの摂取量も把握する方法を，半定量食物摂取頻度調査票(semi-quantitative food frequency questionnaire : SQFFQ)という．

このような食物摂取頻度調査法は，他の食事調査法よりもデータの収集や時間，費用などの負担が軽いため，疾病と食事摂取量との因果関係を検討する疫学調査を目的として使用される方法である．なお，FFQは，対象者の摂取量の絶対値を推定するというより，1週間，1か月，1年間など，長期間の平均的な摂取量を推定し，集団内での対象者の相対的な位置を一定の誤差の範囲にあることを前提としてランク付けを行い，栄養素の摂取量と疾病との関係の疫学的解析を目的とする方法である．

調査票の構成は，食事調査の目的や対象者によって異なるが，①食品リスト，②摂取頻度(それぞれの食品をどれくらいの頻度で食べているかを回答する)，③1回あたりに摂取される量の3つの構成になっていることが多い．食品リストに含まれている食品は，多くの人たちに頻回に摂取されている食品，研究対象としている栄養素を多く含んでいる食品，摂取量の個人差をみるために利用頻度や量が人によって異なっている食品などといったことを考慮してリストアップされている．

上述のようにFFQは，回答者個人の栄養素等摂取量や食品群別摂取量の「真」の摂取量の把握を目的とするわけではないが，調査を行う前に，必ず対象とする集団でFFQがどの程度正確に食物摂取量を把握することができるか，再現性と妥当性を確認する．再現性は，同じ対象者に同じFFQを繰り返し行った際の栄養素等摂取量や食品群別摂取量の一致の程度について，相関係数などを用いて評価する(表8.9)．特に日本人の食事調査は季節変動の影響を受けやすいため，異なる季節に実施するよりも1年後の同時期の方が再現性は高くなる(図8.4)．妥当性は，図8.5に示すような複数日の複数回にわたる計画により，食事記録法など信頼性の高いほかの方法と該当のFFQから推定された栄養素等摂取量や食品群別摂取量との一致の

表8.9 再現性の検討(相関係数)

	相関係数*
たんぱく質	0.54
総脂質	0.57
飽和脂肪	0.55
多価不飽和脂肪	0.64
コレステロール	0.64
総炭水化物	0.70
ショ糖	0.71
粗繊維	0.67
総ビタミンA	0.57
補給剤を除外	0.52
ビタミンB$_6$	0.60
補給剤を除外	0.57
ビタミンC	0.59
補給剤を除外	0.62
総エネルギー	0.63

＊エネルギー補正なしのピアソン相関係数
NHS 1980年調査票の再現性．調査票1と調査票2の相関係数(W.C. Willett *et al.*, *Am. J. Epidemiol.*, 122, 51-65(1985), Table 2を改変)
[坪野吉孝ほか，栄養疫学，p.84，南江堂(2001)より引用]

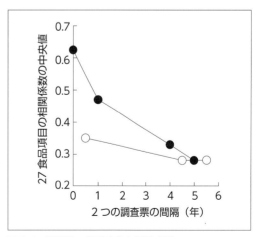

図8.4 再現性の経時変化と季節変動
●は同じ季節(冬と冬)，○は違う季節(冬と夏)に2つの調査票を実施．(Tsubono *et al.*, *Am. J. Epidemiol.*, 142, 1231-1235(1995), Figure 1を改変)
[坪野吉孝ほか，栄養疫学，p.81，南江堂(2001)より引用]

程度を，相関係数（表8.10）や平均値の比較（表8.11），誤分類の程度（不一致の程度）（表8.12）などより比較し評価する.

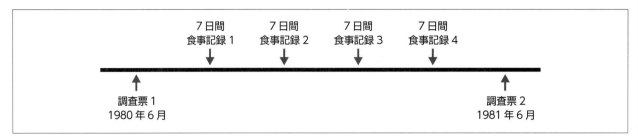

図8.5　食物摂取頻度調査票の再現性・妥当性評価の計画例

NHS 1980 年調査票の妥当性研究のデザイン. NHS：National Health Service, 英国の国民保健サービス.（W.C. Willett *et al.*, *Am. J. Epidemiol.*, 122, 51-65（1985）, Figure 1 を改変）
[坪野吉孝ほか，栄養疫学, p.83, 南江堂（2001）より引用]

表8.10　妥当性の検討（28 日間食事記録と調査票の相関係数）

	調査票 1 と食事記録の相関係数			調査票 2 と食事記録の相関係数		
	補正なし	エネルギー補正	差	補正なし	エネルギー補正	差
たんぱく質	0.18	0.37	0.19	0.33	0.47	0.14
総脂質	0.27	0.48	0.21	0.39	0.53	0.14
飽和脂肪	0.31	0.49	0.18	0.44	0.59	0.15
多価不飽和脂肪	0.31	0.42	0.11	0.40	0.48	0.08
コレステロール	0.46	0.61	0.15	0.52	0.61	0.09
総炭水化物	0.48	0.44	−0.04	0.53	0.45	−0.08
ショ糖	0.52	0.41	−0.11	0.60	0.54	−0.06
粗繊維	0.43	0.51	0.08	0.46	0.58	0.12
総ビタミン A	0.37	0.43	0.06	0.41	0.49	0.08
補給剤を除外	0.21	0.28	0.07	0.26	0.36	0.10
ビタミン B$_6$	0.44	0.47	0.03	0.54	0.58	0.04
補給剤を除外	0.32	0.43	0.11	0.43	0.54	0.11
ビタミン C	0.53	0.56	0.03	0.73	0.75	0.02
補給剤を除外	0.46	0.52	0.06	0.63	0.66	0.03

NHS 1980 年調査票の妥当性.（W.C. Willett *et al.*, *Am. J. Epidemiol.*, 122, 51-65（1985）, Table 4 を改変）
[坪野吉孝ほか，栄養疫学, p.86, 南江堂（2001）より引用]

表8.11　妥当性の検討（28 日間食事記録調査による栄養素摂取量の平均値との比較）

	食事記録		調査票 1			調査票 2		
	平均	（標準偏差）	平均	（標準偏差）	食事記録の平均値との比	平均	（標準偏差）	食事記録の平均値との比
たんぱく質（g）	68.4	(12.0)	78.2	(28.6)	114	71.6	(24.2)	105
総脂質（g）	68.6	(16.3)	57.6	(24.8)	84	56.1	(22.0)	82
飽和脂肪（g）	24.9	(6.8)	22.8	(10.6)	92	21.9	(9.3)	88
多価不飽和脂肪（g）	11.1	(3.4)	7.1	(3.7)	64	7.5	(4.0)	68
コレステロール（mg）	311	(83)	291	(130)	94	267	(99)	86
総炭水化物（g）	170	(46)	147	(63)	86	145	(66)	85
ショ糖（g）	46.9	(21.9)	45.4	(28.4)	97	45.4	(32.4)	97
粗繊維（g）	3.27	(1.09)	4.07	(2.24)	124	3.53	(1.86)	108
総ビタミン A（IU）	6,566	(4,039)	9,309	(5,478)	142	8,550	(4,226)	130
補給剤を除外	5,250	(1,920)	8,153	(4,984)	155	7,153	(3,450)	136
ビタミン B$_6$（mg）	4.13	(18.1)	2.34	(1.35)	57	2.14	(1.21)	52
補給剤を除外	0.85	(0.28)	1.82	(0.69)	214	1.60	(0.61)	188
ビタミン C（mg）	187	(300)	192	(221)	103	199	(331)	106
補給剤を除外	106	(43)	130	(70)	123	112	(59)	106
総エネルギー（kcal）	1,620	(323)	1418*	(496)	88	1371*	(482)	85

＊アルコールを除く
NHS 1980 年調査票の妥当性.（W.C. Willett *et al.*, *Am. J. Epidemiol.*, 122, 51-65（1985）, Table 1 を改変）
[坪野吉孝ほか，栄養疫学, p.84-85, 南江堂（2001）より引用]

表 8.12 妥当性の検討（誤分類）

調査票2による五分位	食事記録による五分位					合計
	1（低）	2	3	4	5（高）	
1（低）	18	9	2	3	(2)	34
2	8	11	8	4	4	35
3	4	7	9	9	5	34
4	2	8	9	11	6	36
5（高）	(2)	0	7	8	17	34
合計	34	35	35	35	34	173

極端な誤分類：食事記録法で最小五分位に分類されたにもかかわらず，FFQ で最高五分位に属した者，または，その逆の場合．

同一カテゴリーに分類　38%（66/173），隣接カテゴリーに分類　75%（130/173），極端な誤分離（1 → 5，5 → 1）　2%（4/173）
NHS 1980 年調査票2と食事記録のクロス分類．エネルギー補正コレステロール摂取量（W.C. Willett *et al.*, *Am. J. Epidemiol.*, 122, 51–65（1985），Table 6 を改変）
［坪野吉孝ほか，栄養疫学，p.87，南江堂（2001）より引用］

ワーク 8-4 食物摂取頻度調査法（FFQ）を回答してみる

食物摂取頻度調査法（FFQ）には，図 8.6 に示す「半定量食物摂取頻度調査票（SQFFQ）」など複数の種類がある．無料でダウンロードできるものもあるので，試してみるとよい．

食物摂取頻度調査票

<u>最近1ヶ月</u>の食習慣についてお尋ねします．

この質問票はそれぞれの食品について，**食べる回数** および **1回あたりの食べる量**

についてお尋ねします．

食べる回数　　　　：1ケ月，1週間，1日当たりの単位で当てはまる回数を選んで，〇印をつけてください．
1回あたりの食べる量：各料理，食品について1回あたりに食べる量を，基準量を「1」として，
　　　　　　　　　　　0.5 倍，0.8 倍，同量，1.5 倍，2 倍以上の中から選んで，〇印をつけてください．

食習慣に関する調査票(記入例)

最近1ヶ月間の朝食・昼食・夕食・間食・夜食などを思い出して、記入漏れの内容にご回答ください

回答方法
1)卵を1日おきに1個食べるならば　⇒　食べる回数は「週に3～4回」
　　　　　　　　　　　　　　　　　　1回あたりの食べる量は、「同量（基準量と同じ）」に
　　　　　　　　　　　　　　　　　　それぞれ〇印をつけます．

2)牛乳を
　毎朝コップ1杯、風呂上りに1杯飲むならば　⇒　食べる回数は「1日2回」
　　　　　　　　　　　　　　　　　　　　　　　1回あたりの食べる量は、「同量（基準量と同じ）」に
　　　　　　　　　　　　　　　　　　　　　　　それぞれ〇印をつけます

3)アイスクリームをほとんど食べないならば　⇒　食べる回数は「ほとんど食べない」
　　　　　　　　　　　　　　　　　　　　　　　1回あたりの食べる量は、「なし」にそれぞれ〇印
　　　　　　　　　　　　　　　　　　　　　　　をつけます

	食品名	食べる回数							1回あたりの食べる量（基準量と比較して）						
		ほとんど食べない	月に1～3	週に1～2	週に3～4	週に5～6	毎日1回	毎日2回以上	基準量	なし	0.5倍	0.8倍	基準量と同じ	1.5倍	2倍以上
1	卵	a	b	c	ⓓ	e	f	g	1個	なし	0.5	0.8	(同量)	1.5	2
2	普通（脂肪）牛乳	a	b	c	d	e	f	ⓖ	200ml	なし	0.5	0.8	(同量)	1.5	2
3	アイスクリーム	ⓐ	b	c	d	e	f	g	個 100g	(なし)	0.5	0.8	同量	1.5	2

名古屋市立大学公衆衛生学教室

図 8.6　半定量食物摂取頻度調査票（SQFFQ）
［国立保健医療科学院，厚生労働科学研究費補助金成育疾患克服等次世代育成基盤研究事業平成 24 年，出生前コホート研究マニュアル（2015）. https://www.niph.go.jp/soshiki/07shougai/birthcohort/］

8.5 国民健康・栄養調査法（比例案分法）

　国民健康・栄養調査における栄養摂取状況調査は，「世帯状況」，「食事状況」，「1日の身体活動量」，「食物摂取状況」調査の4つから構成される．そのうち，食物摂取状況調査は，調査期間（任意の1日）に飲食したすべての料理・食品について，1人ひとりが食べた重量や目安量を対象者自身で記入するものである．具体的には，世帯ごとに世帯員が摂取した料理・食品と各世帯員がどの料理・食品をどの割合で摂取したかを記録し，個人のエネルギー・栄養素摂取量，食品群別摂取量を算出している．この方法は「比例案分法」とよばれ，国民健康・栄養調査独自の調査方法である．

A. 調査対象者による食物摂取状況調査の記入方法

　調査用紙には，料理名，食品名，使用量，廃棄量，世帯員の氏名，食べた量と残食分を記入する欄がある*．たとえば，図8.7に示した「ごはん」のように，個人が食べた量が明確な場合は重量や個数などを記入し，右側の太枠内の食べた人の欄に「1」あるいは，食べてない人の場合は「0」を記入する．1人ずつの食べた量がはっきりしない場合は，おおよその量を，①整数で記入する，②分数で記入する，③百分率（％）で記入する，④小数で記入するなどいずれかの方法で記入する．ただし，上記の②〜④の方法で記入する場合は，食べた割合と残食分の合計が1または100％になるよう記入する．

* 国民健康・栄養調査における栄養摂取状況調査の進め方などを参照．https://www.nibiohn.go.jp/eiken/chosa/pdf/H25_gijyutsuseminar_chosapoint_onepage.pdf

家族が食べたもの，飲んだもの（水以外）は全て記載して下さい				その料理は，誰がどの割合で食べましたか？（残した分があれば「残食分」に書いてください）									
料理名	食品名	使用量（重量または目安量）	廃棄量	氏名 太郎 1	氏名 花子 2	氏名 晴香 3	氏名 4	氏名 5	氏名 6	氏名 7	氏名 8	氏名 9	残食分 残
ごはん	ごはん（精白米）	200 g		1	0	0							
	ごはん（精白米）	200 g		0	1	0							
	ごはん（精白米）	100 g		0	0	1							
納豆	糸ひき納豆	2パック（100 g）		40%	40%	20%							
	タレ	6 g											
じゃがいもの味噌汁	じゃがいも（生）	180 g		20%	20%	10%							50%
	玉ねぎ（生）	100 g	皮										
	乾燥わかめ	3 g											
	だしの素（顆粒）	小さじ1											
	赤みそ	大さじ3											
ししゃも焼き	子持ちししゃも	10本	頭	4本	4本	2本							
オレンジジュース	オレンジジュース（果汁100%）	200 mL		0	0	1							

図 8.7　国民健康・栄養調査による食事摂取状況調査の記入例（一部）

B. 調査員による食物摂取状況調査の整理作業

　調査対象者が記入した内容をもとに，調査員は以下の（1）～（5）の整理作業を行う．ここでは，おもに食品番号と調理コードの記入について説明する．

（1）料理ごとに料理・整理番号をつける

（2）食品名に対応した食品番号をつける（食品のコード付け）

（3）調理コードを選択する

（4）摂取量を確定する

（5）調査対象者が記入した食べた割合（案分比率）を整数に置き換える

a. 食品番号の選択

　国民健康・栄養調査に示される食品番号表には，①食品番号，②調理コード，③目安量・重量換算表，④調味料の割合・吸油率表，⑤廃棄率一覧表が収載されている．表8.13に示すように，国民健康・栄養調査の食品番号は，食品標準成分表と同様のコード体系となっているが，独自の番号として，栄養素調整調味料及びその他の加工食品等，給食，外食，惣菜，水（希釈用）が設定されている．

b. 調理コードの登録

　国民健康・栄養調査では，調理による重量変化を考慮して，栄養素等摂取量が算出されている．したがって，調理コードは以下の基本的な考え方に従って記入する．

＜調理コードの基本的な考え方＞

（1）「食品番号表」に調理後の食品が収載されている場合は，原則，「調理後食品」の食品番号を用いて登録し，調理コードは記入する必要はない．

（2）「食品番号表」に「生」の食品しか収載のない場合は，「生食品」の食品番号を用いて登録し，調理

表8.13　日本食品標準成分表2020年版（八訂）と国民健康・栄養調査の食品番号表のコード体系

食品群	食品番号のコード体系	
	日本食品標準成分表2020年版（八訂）	国民健康・栄養調査
1. 穀類	01001～	01001～
2. いも類及びでん粉類	02001～	02001～
3. 砂糖及び甘味料	03001～	03001～
4. 豆類	04001～	04001～
5. 種実類	05001～	05001～
6. 野菜類	06001～	06001～
7. 果実類	07001～	07001～
8. きのこ類	08001～	08001～
9. 藻類	09001～	09001～
10. 魚介類	10001～	10001～
11. 肉類	11001～	11001～
12. 卵類	12001～	12001～
13. 乳類	13001～	13001～
14. 油脂類	14001～	14001～
15. 菓子類	15001～	15001～
16. し好飲料類	16001～	16001～
17. 調味料及び香辛料類	17001～	17001～
18. 調理済み流通食品類	18001～	―
栄養素調整調味料及びその他の加工食品等		19001～
給食		20000～
外食		30001～
惣菜		40001～
水（希釈用）		90001～

コードを必ず記入する．大切なことは，選択した食品番号と食品重量の状態を一致させることである．

調理コードは，表 8.14 に示すように 3 つに分類されており，図 8.8 のように記入する．1 つの食品において，複数の調理工程を行った場合は，B > R > X の優先順位で使用する．調理コードは，個々の食品に対して記入するが，表 8.13 で示した食品番号表のうち，砂糖及び甘味料，果実類，乳類，油脂類，菓子類，し好飲料，調味料及び香辛料類，外食，惣菜，給食，水は調理コードを付ける必要はない．

表 8.14　調理コード

B（boiled の略）	「ゆで物」「煮物」
R（roast の略）	「焼き物」
X	その他，上記以外の加熱調理「炒め物」「揚げ物」「蒸し物」など

家族が食べたもの，飲んだもの（水以外）は全て記載して下さい				その料理は，誰がどの割合で食べましたか？（残した分があれば「残食分」に書いてください）									
料理名	食品名	使用量（重量または目安量とその単位）	廃棄量	氏名 太郎 1	氏名 花子 2	氏名 晴香 3	氏名 4	氏名 5	氏名 6	氏名 7	氏名 8	氏名 9	残食分 残
肉じゃが（炒め煮）	豚ばら肉（生）	100 g		1	1	0							
	じゃがいも（生）	200 g											
	玉ねぎ（生）	60 g											
	しょうゆ	大さじ 1											
	砂糖	大さじ 1											
	酒	小さじ 1											
	サラダ油	15 g											

調査員記入欄（ここには，記入しないで下さい）													
料理・整理番号	食品番号	調理コード	摂取量（左記の家庭記録欄の使用量－廃棄量を記入．外食の場合は，「人前」）	案分比率 1	2	3	4	5	6	7	8	9	残
4	1 1 1 2 9	B	1 0 0	1	1	0							
	0 2 0 1 7	↓	2 0 0										
	0 6 1 5 3	↓	6 0										
	1 7 0 0 7		1 8										
	0 3 0 0 3		9										
	1 7 1 3 8		5										
	1 4 0 0 6		1 5										

図 8.8　調理コードの記入例

［国民健康・栄養調査における栄養摂取状況調査の進め方，p.49（2013）より改変．https://www.nibiohn.go.jp/eiken/chosa/pdf/H25_gijyutsuseminar_chosapoint_onepage.pdf］

8.6　エネルギー調整

エネルギー調整は，栄養疫学でエネルギーと正の関連（相関）がある栄養素摂取量と疾病との関係を検討する際に，総エネルギー摂取量の影響をできるだけ除外するために行われる方法である．おもに「栄養素密度法」と「残差法」の 2 つがある．

エネルギー調整を行う理由としては，①総エネルギー摂取量が疾病の発症に一次的に関与している可能性がある，②エネルギー摂取量と正の関連を示す栄養素については，当該栄養素摂取量の個人間変動のみならず総エネルギー摂取量の個人間変動がその栄養素摂取量の個人間変動に影響を及ぼす可能性がある，などが挙げられる．

A. 栄養素密度法

ある特定の栄養素摂取量を総エネルギー摂取量で割ったものを「栄養素密度」という．エネルギー産生栄養素は，たんぱく質エネルギー比率のように総エネルギー中の百分率（%）で表される．エネルギー産生栄養素以外の栄養素は，1,000 kcal あたりの量として表されることが多い．

エネルギー産生栄養素の栄養素密度（％）

=各栄養素由来のエネルギー摂取量（kcal／日）／総エネルギー摂取量（kcal／日）× 100

エネルギー産生栄養素以外の栄養素の栄養素密度

=各栄養素摂取量／総エネルギー摂取量（kcal／日）× 1000（kcal）

B. 残差法

残差法は，ある集団で食事調査を行った場合に，各対象者の総エネルギー摂取量を集団の平均値に調整したうえで栄養素摂取量を評価するためのエネルギー調整法である（図8.9）.

まず，集団の総エネルギー摂取量と栄養素摂取量の関係から1次回帰式 $y=cx+d$ を求める．この場合の目的変数（従属変数）y は，ある栄養素摂取量であり，説明変数（独立変数）x は総エネルギー摂取量である．この1次回帰式に対象者Aの総エネルギー摂取量の実測値を代入し，対象者のある栄養素摂取量の「予測値」を求めることができる．この予測値と対象者Aの実測値との差が「残差（a）」である．対象者Aが集団の総エネルギー摂取量の平均値を摂取していると仮定した場合のある栄養素摂取量の期待値（b）に残差（a）を足したものを「対象者Aのエネルギー調整済栄養素摂取量」といい，式は「a＋b」と表される.

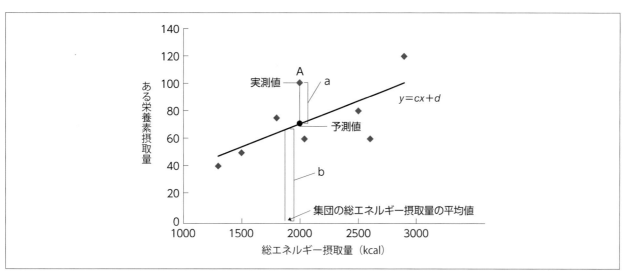

図8.9　総エネルギー摂取量を調整した栄養素摂取量の計算
a：対象者Aにおける，ある栄養素摂取量の実測値と1次回帰式から求められた予測値との残差，b：対象者Aが集団の総エネルギー摂取量の平均値を摂取していると仮定した場合のある栄養素摂取量の期待値
[Walter Willett, 食事調査のすべて第2版（田中平三監訳），p.315, 第一出版（2003）より改変]

ワーク 8–5　栄養素密度法と残差法によるエネルギー調整を理解する

ある集団を対象に食事調査を行った際に算出したエネルギー，たんぱく質，食塩摂取量のサンプルデータを【ワークシート8–5】にまとめてある（図8.10）．このデータを用いて栄養素密度法と残差法によるエネルギー調整を行う.

① 栄養素密度法を用いて，Aの欄にエネルギー調整済たんぱく質摂取量を算出する.
② 栄養素密度法を用いて，Bの欄にエネルギー調整済食塩摂取量を算出する.

エネルギー (kcal/日)	たんぱく質 (g/日)	食塩相当量 (g/日)	栄養素密度法 (E%) エネルギー調整済たんぱく質摂取量	栄養素密度法 (g/1000 kcal) エネルギー調整済食塩摂取量	残差法 (g/日) a	b	エネルギー調整済たんぱく質摂取量
1321	40.0	6.7					
1472	58.9	9.3					
1032	45.1	3.7					
1270	47.6	5.6					
1723	46.0	3.7					
1780	55.7	9.3					
1194	44.8	5.6					
1896	69.0	8.1	A	B	G	H	I
1732	74.5	5.4					
1517	60.7	5.3					
1042	39.1	6.1					
1533	57.5	6.7					
1690	58.3	7.7					
1632	65.3	11.0					
1725	57.8	6.4					
1525	65.0	8.1					
2135	69.4	7.6					
1403	66.3	4.3					

一次回帰式 □ C

傾き □ D
切片 □ E

この集団のエネルギーの平均値
□ F

図 8.10 サンプルデータ（【ワークシート 8-5】）

③ 残差法を用いて，エネルギー調整済たんぱく質摂取量を算出する．

　③-1 エネルギーとたんぱく質摂取量の散布図を作成する．

　③-2 散布図に近似曲線（線形近似）を挿入し，式（1 次回帰式）も表示する．

　③-3 1 次回帰式を C の枠内に入力し，傾きと切片を D と E の枠に入力する．

　③-4 F の枠にこの集団のエネルギーの平均値を算出する．

　③-5 G の欄に残差 a，H の欄に各々の対象者がこの集団の総エネルギー摂取量の平均値を摂取していたと仮定した場合の期待値 b を算出し，I の欄にエネルギー調整済たんぱく質摂取量を計算する．

9. 公衆栄養マネジメントにおける質問紙調査（アンケート）

ねらい ● 公衆栄養アセスメントにおける実態把握のための質問紙を作成できるようになる
● 公衆栄養プログラムの実施前後の評価など，調査目的にあった質問紙を作成できるようになる

　質問紙調査は，身体計測や血液検査などによる生化学的データの収集ではなく，対象者の生活習慣や意識・態度，知識・技術などを把握するための質問項目と回答項目を設定して行う方法である．公衆栄養マネジメントでは，図9.1に示した「①公衆栄養アセスメント」のための実態把握やPDCAサイクルの「④評価」の際に質問紙調査を活用する．調査の目的や規模によって質問紙の内容，対象集団の範囲および人数，調査の実施時期などが異なる（表9.1）．最近では，紙媒体ではなくパソコンやスマートフォンなどを使用したWeb調査もある．ここでは質問紙調査の活用場面を理解したうえで，質問紙の設計方法について学ぶ．

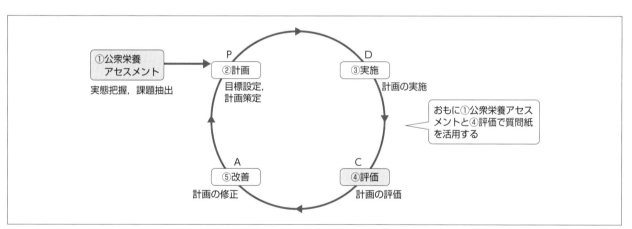

図9.1　公衆栄養マネジメントの流れと質問紙調査の活用場面

表9.1　質問紙調査の活用場面と調査例について

活用場面	内容	規模	調査例
対象者のアセスメントのための調査	・対象集団の現状を調査する ・集団の規模は都道府県，市区町村といった大規模なものから，職場，学校など，小規模なものまで含まれる	大	○○県民健康・栄養調査
		中	若年者の食に関する意識調査
		小	減塩教室参加者の事前調査
公衆栄養活動の評価のための調査	・公衆栄養活動による対象者の意識・態度，知識・技術などの変化を調査する	大	○○県民健康・栄養調査
		中	低栄養予防事業の評価に関する調査
		小	離乳食教室参加者へのアンケート

9.1 | 質問紙調査を行うにあたっての心得

　質問紙の内容を考える前に，情報収集の留意点について確認する．特に個人情報の取り扱いや倫理面などに配慮する必要がある．

A. インフォームドコンセント

　質問紙調査のインフォームドコンセントは，対象者に調査責任者の名前や所属・連絡先，調査の概要，参加することのメリット・デメリット，データの回収や保管・解析法，調査結果の公表，調査からの辞退方法などについて明記した文書にて説明を行い，調査に対する理解と参加の同意を得たうえで，対象者本人からの署名を得て実施する．なお，無記名による調査の場合，調査に同意した者のみから回答を得るようにする．

B. プライバシーの保護と守秘義務

　調査者には，必ず調査を通して知り得た個人情報についての守秘義務が生じる．調査で得られたデータについては，個人名および個人が特定できる住所などの個人情報を削除し，調査用 ID に変更するなど匿名性を保証し，同意を得た調査目的以外では使用してはならない．個人情報については，鍵の付いた保管庫や電子データの場合にはパスワード管理されたパソコン・USB メモリ・クラウドなどで，厳格に管理する．質問紙類は，データ保管期間終了後シュレッダーもしくは焼却・溶解処分する．

人を対象とした調査研究を実施する前には，倫理審査委員会による審査を受けることが必要

　人を対象とした調査研究を実施する際には，大学や研究機関などに設置されている倫理審査委員会の審査を事前に受ける必要がある．倫理審査委員会では，研究の実施に関して科学的および倫理的な観点から研究などの適否について審議される．また，研究を実施するうえで，利益相反についても明らかにする必要がある．利益相反とは，企業などからの経済的援助を受けている場合に，研究が公正に行われずに，企業に有益な結果しか発表されないのではないかといった疑義が生じることである．研究者は，経済的援助などを受けている企業がある場合，研究報告時に利益相反に関する状況を明示する必要がある．

9.2 | 質問紙の設計

　質問紙は質問項目を多く設定すれば，たくさんの情報を得ることはできるが，対象者の負担は大きくなる．負担が大きくなれば，回答率の低下や回答の信頼性が落ちるおそれがある．また，データ収集時の入力や解析の労力も増加する．そのため，質問紙を作成する際には，まず調査の目的・テーマを明確にし，収集したい情報は何かを考えて，必要な質問項目を絞り込む必要がある．対象者の負担を考えると，一般的にはA4判の用紙1～2枚程度に収めることが望ましいが，対象者の年齢や質問内容に対する理解度などによっても分量を考慮する．

　また，研究デザインの検討で計画した統計処理手法で集計できるように選択肢で示された文字データ（カテゴリーデータ）は，数字などに置き換えるコード付けを行う．質問項目は，結果をどのように分析し，取り扱うか（数値，番号，記述など），評価を見据えた構成が必要となる．

A. 質問紙の構成

　質問紙は，おもに「タイトル」，「依頼文（同意確認を含む）」，「基本情報」，「質問・回答項目」，「謝辞」，「調査実施者の所在」から構成されている（図9.2）.

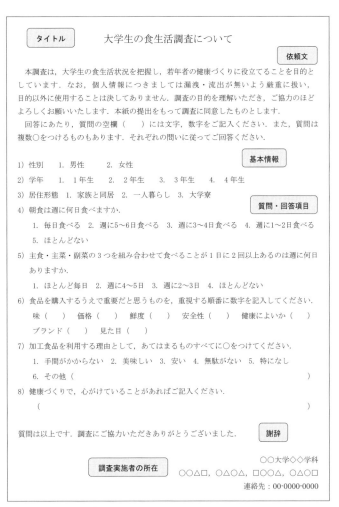

図9.2　質問紙の例

a. タイトル

タイトルは，対象者にとってわかりやすい名称にすることを心掛け，回答を誘導する表現にならないようにする．

例：「○○の摂取による<u>健康への悪影響</u>に関する調査」 → 「○○の摂取に関する調査」

b. 依頼文（同意確認を含む）

依頼文には，調査の目的，協力のお願い，回答期限，回収方法，調査の実施者，問い合わせ先や個人情報などに関する倫理的配慮などについて記載する．調査を行う目的や規模によって，これらの説明方法や記載方法は工夫する．

大規模な実態調査の場合は，調査責任者以外の人を介して協力依頼を行うことが多いため，調査の目的や情報が正確に伝わるよう，図9.3のような依頼書と説明書類を作成し，インフォームドコンセントを得る．図9.4のような同意書により，対象者の同意を確認する（対象者控と調査者控の2部必要）．

令和　年　月　日

○○市民の皆様

○○市　健康増進課　印

食育に関するアンケートご協力のお願い

日頃，市政にご理解とご協力をいただきまして，心から感謝申し上げます．

さて，本市では，平成17年7月に施行された食育基本法に基づき，食育を総合的かつ計画的に推進するための「○○市食育推進計画」を策定することになりました．

そこで，市民の皆様の食育に対する意識や関心，日ごろの食生活等についておたずねするアンケート調査を実施し，食育推進計画の策定のための基礎資料として活用したいと考えております．この調査で得た結果は，○○市のホームページで皆様に広く公開いたす予定です．

お伺いした内容はプライバシーに配慮し，統計的に処理しますので，個人名が出ることは絶対にございません．

質問は，50項目と多数あり，約20分のお時間を頂戴いたします．なお，途中で協力を取り下げられる場合は，不利益になることはございません．

お忙しいところ誠に恐縮ですが，本調査の趣旨をご理解いただき，ご協力くださいますようお願い申し上げます．

ご質問がございましたら，下記までご連絡ください．

以上

調査責任者：○○市　健康増進課
　　　　　　○○　花子（○○大学　○○学部○○学科）
　　　　　　〒○○○-○○○○
　　　　　　　○○市○○○○
　　　　　　TEL：（○○○）○○○-○○○○
　　　　　　E-mail：aaaaaaa@bbbb.com

○○大学生命倫理委員会承認番号第　　　号

図9.3　依頼書の例

```
                              同意書

    調査テーマ：  食育に関するアンケート


     本調査への参加に先立ち，その目的，内容および方法，期待される成果，個人情報の保護
    および参加意思・途中離脱の自由について，よく理解しました．
     本書への署名をもって，自らの意思により本調査への参加に同意いたします．
     また，その成果が個人情報が守られ個人が特定されない形式で，○○市のホームページ等
    で使用されることに同意いたします．



                       令和    年    月    日

                                      ＊自署される場合，印は不要です

              調査協力者署名（自署）_____印



                       調査責任者：○○市　健康増進課
                              ○○　花子（○○大学　○○学部○○学科）
                              〒○○○-○○○○
                               ○○市○○○○
                              TEL：(○○○) ○○○-○○○○
                              E-mail：aaaaaaa@bbbb.com
```

図 9.4　同意書の例

c. 基本情報

　基本情報は，データを分析するために必要な対象者に関する情報である．氏名，住所，電話番号などの個人が特定されるような情報や年収など答えにくい質問は避けることが望ましいが，公衆栄養プログラムの効果を評価する調査のように実施前後比較が必要な場合は，個人を特定できる情報が必要となる．個人情報保護のため個人が特定される情報は，表紙に記入しないよう配慮する．

　次の①～⑥の項目が図 9.3 のどの部分に書かれているか確認してみよう．①調査の目的や内容，②調査によって社会や個人が得る利益，③調査協力に伴う不快，不自由，不利益，リスク，④調査協力の拒否や途中離脱をしても不利益を被らないこと，⑤調査結果の公表方法と個人のプライバシーの保護，⑥研究実施者と問い合わせ先

d. 質問・回答項目

(1) 質問項目

　質問項目を作成する際には，過去に実施された同様のテーマの調査を参照し，質問項目を統一させると過去のデータとの比較が可能となる．ただし，既存の質問紙の中には，市販されているものや著作権者に使用の許諾が必要な場合があるため，利用する前に Web サイトなどで確認しておく．

(2) 回答項目

　質問の回答方法は大きく分けて，選択回答法と自由回答法の 2 つに分類される（表9.2）．選択回答法は，あらかじめ回答が準備されており，選択肢の中から選ぶ方法である．自由回答法は，質問に対して自由に記述してもらう方法である．回答項目の種類によって，収集後の集計や分析方法が異なるため，信頼性の高い回答を得るには，答えやすく，誤解しにくい表現にすることが大切である．

表 9.2　選択回答法と自由回答法

【選択回答法】	
(1) 2 項選択法	2 つの選択肢の中からどちらか一方を選ぶ回答方法
例	「今朝，朝食を食べてきましたか」 1：はい　　2：いいえ
(2) 多肢選択法	3 つ以上の選択肢の中から選ぶ回答方法
a.　単一回答法	回答を 1 つだけ選ぶ方法
例	「あなたの年齢をお聞かせください」 1：10 代　　2：20 代　　3：30 代　　4：40 代　　5：50 代以上
b.　複数回答法	回答を複数選ぶ方法
例	「加工食品を利用する理由として，該当するものすべてに〇印をつけてください」 1：手間がかからない　　2：美味しい　　3：安い　　4：無駄がない　　5：特になし　　6：その他（　　　）
c.　限定回答法	回答を指示された数だけ選ぶ方法
例	「運動をしている理由として，該当するもの 2 つに〇印をつけてください」 1：健康・体力づくり　　2：ダイエット　　3：ストレス解消　　4：友人・仲間との交流　　5：家族との交流 6：特になし　　7：その他（　　　）
(3) 順位回答法	複数の項目に順位をつけていく回答法．項目の順位が判明する反面，その他といった項目が設けることができない
例	「あなたが食品を購入するうえで重要だと思うものを，重視する順番に数字を記入してください」 （　　）味　　（　　）価格　　（　　）鮮度　　（　　）安全性　　（　　）健康によいか
(4) 評定法	程度や頻度などをいくつかの段階の尺度を設定し，その中からひとつ回答してもらう方法
例	「今回の講習会の説明は理解できましたか」 1：非常によく理解できた　　2：理解できた　　3：どちらでもない　　4：理解できなかった　　5：まったく理解できなかった
(5) 数値回答法	実際の数値を記入して回答する方法
例	「身長は何 cm ですか」（　　　　　）cm
【自由回答】	
(1) 自由回答法	自由に意見などを記載してもらう回答法
例	「今回の講義を聞いた感想を自由にご記入ください」 （　　　　　　　　　　　　　　　　　　　　　　　）

e.　謝辞

調査協力に対する感謝を述べる．

f.　調査実施者の所在

調査実施者の所属，氏名，連絡先を明記し，対象者からの問い合わせや同意撤回の申し出などに対応する．

B.　質問・回答項目の作成の留意点

a.　質問項目の作成の留意点

質問項目を作成するときは，表 9.3 のポイントに留意する．

b.　回答項目の作成の留意点

回答項目を作成するときは，対象者ができるだけ正しく答えられるよう留意する．

たとえば，「1：非常に満足，2：満足，3：やや満足，4：どちらでもない，5：不満」といった回答項目はどうだろうか．対象者は真ん中の回答項目がちょうど中間の評価と考えて回答してしまうことが多いため，「1：非常に満足，2：満足，3：どちらでもない，4：やや不満，5：不満」などと中間回答が真ん中にくるように回答項目を設定するとよい．

また，回答項目を決める際，調査の目的に沿った対象者の実態を把握できるよう設定することも大切である．たとえば，就寝時刻を調査する回答項目を以下のように設定したとする．

表 9.3 質問項目の作成の留意点

ポイント	作成上の注意事項
簡潔であること	・簡単で一般的な言葉を使用し，専門用語などの使用は控える ・質問は肯定系の疑問文を用いて，否定の疑問文とならないようにする．特に二重否定に気を付ける ・一文の長さは 40 字程度以内に収めて，シンプルな表現にする 例：「朝食を食べない日はありませんでしたか」 →「朝食を週に何日食べていますか」
明確であること	・1 つの質問で 2 つのことをたずねない 例：「たばこや飲酒の習慣はありますか」 →「たばこ」と「飲酒」を分けてたずねる ・意味や程度が曖昧な表現を避ける 例：「あなたは，たばこをたくさん吸いますか」 →人によってたくさんと感じる量は異なるため，具体的に 1 週間に何回や 1 日に何本など回数や量を聞くようにする
言葉の統一	・同じ意味を持つ言葉は統一する．→「朝ごはん」「朝食」など ・名称を途中から略称にしない →名称を略称で使用したい場合，初めに正式名称が出たときに「メタボリックシンドローム（メタボ）」のように，略称も併記しておく
中立な問いかけ	・誘導質問を避ける 例：「食品 A が健康に悪影響を及ぼすとされていますが，あなたはどう思いますか」 →前半部分で食品 A が身体に悪いという印象を与えてしまうため，「食品 A が健康におよぼす影響についてあなたはどう思いますか」という表現にするとよい
質問項目のグループ化	・同じテーマに関する質問については，連続して回答できるようにグループにまとめ，テーマごとに見出しや短い説明を加える 例：朝食摂取頻度，野菜摂取量，食塩摂取量など，栄養・食生活に関する質問が続くときは，「栄養・食生活に関して質問します．」のような一文を入れる

（例）「あなたは普段何時ごろ就寝しますか」
　　　1．22 時より前　　2．22 時〜 23 時　　3．23 時〜 24 時　　4．24 時以降

　対象集団が 20 歳代の大学生だった場合，これらの回答項目は適切だろうか．就寝時刻が 24 時以降の者が大多数を占めたとすると，この回答項目の範囲では，対象者の実態を詳しく知ることは難しい．以下の改善例のように，遅い時間帯に回答項目を設定した方が望ましいといえる．

（改善例）「あなたは普段何時ごろ就寝しますか」
　　　1．24 時より前　　2．24 時〜 1 時　　3．1 時〜 2 時　　4．2 時以降

　このように，回答項目のスケール（目盛り）や範囲を設定する際には，過去に実施された類似の調査結果を参照したり，事前に小規模な集団で対象の特徴を確認しておくなどの準備が必要である．

ワーク 9-1　国民健康・栄養調査「生活習慣調査票」に回答する

　質問紙法の作成方法をより具体的に理解するために，国民健康・栄養調査で実施されている生活習慣調査票（【ワークシート 9-1】（令和元年度版））を用いて実際に回答してみよう．

統計法に基づく国の
統計調査です。調査
票情報の秘密の保護
に万全を期します。
政府統計

令和元年国民健康・栄養調査

生 活 習 慣 調 査 票

地 区 番 号　□□□□ − □□

市 郡 番 号　□

世 帯 番 号　□□

世 帯 員 番 号　□□

性　別　　　1 男　　2 女

年　齢　　□□　（令和元年11月1日現在）

都道府県　　　　　保健所

厚 生 労 働 省

問1　あなたは、外食（飲食店での食事）をどのくらい利用していますか。あてはまる番号を1つ選んで〇印をつけて下さい。

1　毎日2回以上　　　　5　週1回
2　毎日1回　　　　　　6　週1回未満
3　週4〜6回　　　　　7　全く利用しない
4　週2〜3回

問2　あなたは、持ち帰りの弁当や惣菜をどのくらい利用していますか。あてはまる番号を1つ選んで〇印をつけて下さい。

1　毎日2回以上　　　　5　週1回
2　毎日1回　　　　　　6　週1回未満
3　週4〜6回　　　　　7　全く利用しない
4　週2〜3回

問3　あなたは、民間や公的機関による定期的な配食サービスをどのくらい利用していますか。あてはまる番号を1つ選んで〇印をつけて下さい。

> ※　配食サービスとは、主に自宅での摂取用として、主食、主菜及び副菜の組合せを基本（主食なしのものも含む。）とする、1食分を単位とした調理済みの弁当形式の食事（冷凍食品、チルド食品等を含む。）の配食サービスをさします。

1　毎日2回以上　　　　5　週1回
2　毎日1回　　　　　　6　週1回未満
3　週4〜6回　　　　　7　全く利用しない
4　週2〜3回

問4　あなたは、サプリメントのような健康食品（健康の維持・増進に役立つといわれる成分を含む、錠剤、カプセル、粉末状、液状などに加工された食品）を食べたり、飲んだりしていますか。あてはまる番号を1つ選んで〇印をつけて下さい。

1　はい　　　　2　いいえ　→　問5へ

（問4−1）健康食品を利用する目的は何ですか。あてはまる番号をすべて選んで〇印をつけて下さい。

1　健康の保持・増進　　　4　ミネラルの補充
2　たんぱく質の補充　　　5　その他
3　ビタミンの補充

－ 1 －

問5　あなたは、食習慣を改善してみようと考えていますか。あてはまる番号を1つ選んで〇印をつけて下さい。

1　改善することに関心がない
2　関心はあるが改善するつもりはない
3　改善するつもりである（概ね6ヶ月以内）
4　近いうちに（概ね1ヶ月以内）改善するつもりである。
5　既に改善に取り組んでいる（6ヶ月未満）
6　既に改善に取り組んでいる（6ヶ月以上）
7　食習慣に問題はないため改善する必要はない　→　問7へ

問6　あなたの健康な食習慣の妨げとなっていることは何ですか。あてはまる番号をすべて選んで〇印をつけて下さい。

1　仕事（家事・育児等）が　　4　経済的に余裕がないこと
　　忙しくて時間がないこと　　5　面倒くさいこと
2　外食が多いこと　　　　　　6　その他
3　自分を含め、家で用意する　7　特にない
　　者がいないこと　　　　　　8　わからない

問7　あなたの食生活に影響を与えている情報源はどれですか。あてはまる番号をすべて選んで〇印をつけてください。

1　家族　　　　　　　　　　　11　雑誌・本
2　友人・知人　　　　　　　　12　ポスター等の広告
3　保健所・保健センター　　　13　ウェブサイト
4　医療機関（病院・診療所）　14　ソーシャルメディア（SNS）
5　介護施設　　　　　　　　　15　地域や職場のサークル等グループ活動
6　健康教室や講演会　　　　　16　スーパーマーケットやコンビニエンスストア等食
7　スポーツ施設　　　　　　　　　品の購入場所
8　テレビ　　　　　　　　　　17　その他
9　ラジオ　　　　　　　　　　18　特にない
10　新聞　　　　　　　　　　　19　わからない

問8　あなたは、運動習慣を改善してみようと考えていますか。あてはまる番号を1つ選んで〇印をつけて下さい。

1　改善することに関心がない
2　関心はあるが改善するつもりはない
3　改善するつもりである（概ね6ヶ月以内）
4　近いうちに（概ね1ヶ月以内）改善するつもりである
5　既に改善に取り組んでいる（6ヶ月未満）
6　既に改善に取り組んでいる（6ヶ月以上）
7　運動習慣に問題はないため改善する必要はない　→　問10へ

－ 2 －

問9　あなたの運動習慣の定着の妨げとなっていることは何ですか。あてはまる番号をすべて選んで〇印をつけて下さい。

1　仕事（家事・育児等）が　　7　経済的に余裕がないこと
　　忙しくて時間がないこと　　8　運動が嫌いなこと
2　病気やけがをしていること　9　面倒くさいこと
3　年をとったこと　　　　　　10　その他
4　場所や施設がないこと　　　11　特にない
5　仲間がいないこと　　　　　12　わからない
6　指導者がいないこと

問10　ここ1ヶ月間、あなたの1日の平均睡眠時間はどのくらいでしたか。あてはまる番号を1つ選んで〇印をつけて下さい。

1　5時間未満
2　5時間以上6時間未満
3　6時間以上7時間未満
4　7時間以上8時間未満
5　8時間以上9時間未満
6　9時間以上

問11　睡眠の質についておたずねします。あなたはこの1ヶ月間に、次のようなことが週3回以上ありましたか。あてはまる番号をすべて選んで〇印をつけて下さい。

1　寝付き（布団に入ってから眠るまでに要する時間）に、いつもより時間がかかった
2　夜間、睡眠途中に目が覚めて困った
3　起きようとする時刻よりも早く目が覚め、それ以上眠れなかった
4　睡眠時間が足りなかった
5　睡眠全体の質に満足できなかった
6　日中、眠気を感じた
7　上記1〜6のようなことはなかった

問12　あなたの睡眠の確保の妨げとなっていることは何ですか。あてはまる番号をすべて選んで〇印を付けてください。

1　仕事　　　　　　　　　7　睡眠環境（音、照明など）
2　家事　　　　　　　　　8　就寝前に携帯電話、メール、
3　育児　　　　　　　　　　　ゲームなどに熱中すること
4　介護　　　　　　　　　9　その他
5　健康状態　　　　　　　10　特に困っていない
6　通勤・通学の所要時間

－ 3 －

問13　あなたはたばこを吸いますか。あてはまる番号を1つ選んで〇印をつけて下さい。

　1　毎日吸っている
　2　時々吸う日がある
　3　以前は吸っていたが、1ヶ月以上吸っていない ┐→問14へ
　4　吸わない

（問13-1）現在、あなたが吸っているたばこ製品について、あてはまる番号をすべて選んで〇印をつけて下さい。

※　加熱式たばことは、たばこ葉やたばこ葉を用いた加工品に火を点けずに、電気ヒーターで加熱などして吸う、新しいタイプのたばこです。たばこ葉の入った専用のスティック等を、専用の装置にセットして使用します。

　1　紙巻たばこ
　2　加熱式たばこ ┐→問13-3へ
　3　その他

（問13-2）あなたは通常、1日に何本紙巻たばこを吸いますか。本数を右づめで記入して下さい。
　（「ときどき吸う方」は吸うときの1日の本数をお答え下さい。）

　　　　　　　　本

（問13-3）たばこをやめたいと思いますか。あてはまる番号を1つ選んで〇印をつけて下さい。

　1　やめたい
　2　本数を減らしたい
　3　やめたくない
　4　わからない

（問13-4）身近に禁煙治療が受けられる医療機関がありますか。あてはまる番号を1つ選んで〇印をつけて下さい。

　1　ある
　2　ない
　3　わからない

－4－

問14　あなたはこの1ヶ月間に、望まずに自分以外の人が吸っていたたばこの煙を吸う機会（受動喫煙）がありましたか。次のアからコのすべての場所について、あてはまる番号を1つ選んで〇印をつけて下さい。

※　学校、飲食店、遊技場などに勤務していて、その職場で受動喫煙があった場合は、「イ　職場」欄に記入して下さい。

	1.ほぼ毎日	2.週に数回程度	3.週に1回程度	4.月に1回程度	5.全くなかった	6.行かなかった
ア　家庭	1	2	3	4	5	
イ　職場	1	2	3	4	5	6
ウ　学校	1	2	3	4	5	6
エ　飲食店	1	2	3	4	5	6
オ　遊技場（ゲームセンター、パチンコ、競馬場など）	1	2	3	4	5	6
カ　行政機関（市役所、町村役場、公民館など）	1	2	3	4	5	6
キ　医療機関	1	2	3	4	5	6
ク　公共交通機関	1	2	3	4	5	6
ケ　路上	1	2	3	4	5	6
コ　子供が利用する屋外の空間（公園、通学路など）	1	2	3	4	5	6

－5－

問15　あなたは週に何日位お酒（清酒、焼酎、ビール、洋酒など）を飲みますか。あてはまる番号を1つ選んで〇印をつけて下さい。

　1　毎日
　2　週5～6日
　3　週3～4日
　4　週1～2日
　5　月に1～3日
　6　ほとんど飲まない
　7　やめた
　8　飲まない（飲めない） ┐→問16へ

（問15で1、2、3、4、5と答えた方にお聞きします。）
（問15-1）お酒を飲む日は1日あたり、どれくらいの量を飲みますか。清酒に換算し、あてはまる番号を1つ選んで〇印をつけて下さい。

　1　1合（180ml）未満
　2　1合以上2合（360ml）未満
　3　2合以上3合（540ml）未満
　4　3合以上4合（720ml）未満
　5　4合以上5合（900ml）未満
　6　5合（900ml）以上

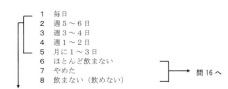

清酒1合（アルコール度数15度・180ml）は、次の量にほぼ相当します。
・ビール中瓶1本（アルコール度数5度・500ml）
・焼酎0.6合（アルコール度数25度・約110ml）
・ワイン1/4本（アルコール度数14度・約180ml）
・ウイスキーダブル1杯（アルコール度数43度・約60ml）
・缶チューハイ1.5缶（アルコール度数5度・約520ml）

問16　自分の歯※は何本ありますか。

※自分の歯には、親知らず、入れ歯、ブリッジ、インプラントは含みません。さし歯は含みます。親知らずを抜くと全部で28本が正常ですが、28本より多かったり少なかったりすることもあります。0本の場合は、〇〇と書いて下さい。

　　　　自分の歯は　　　　本ある。

－6－

問17　かんで食べるときの状態について、あてはまる番号を1つ選んで〇印をつけて下さい。

　1　何でもかんで食べることができる
　2　一部かめない食べ物がある
　3　かめない食べ物が多い
　4　かんで食べることはできない

問18　あなたの食べ方や食事中の様子についておたずねします。次のアからオの質問について、あてはまる番号を1つ選んで〇印をつけて下さい。

	1.はい	2.いいえ
ア　ゆっくりよくかんで食事をする	1	2
イ　半年前に比べて固いものが食べにくくなった	1	2
ウ　お茶や汁物等でむせることがある	1	2
エ　口の渇きが気になる	1	2
オ　左右両方の奥歯でしっかりかみしめられる	1	2

問19　あなたのお住まいの地域についておたずねします。次のア、イの質問について、あてはまる番号を1つ選んで〇印をつけて下さい。

	1.強くそう思う	2.どちらかといえばそう思う	3.どちらともいえない	4.どちらかといえばそう思わない	5.全くそう思わない
ア　あなたのお住まいの地域の人々は、お互いに助け合っている	1	2	3	4	5
イ　あなたとあなたのお住いの地域の人々とのつながりは強い	1	2	3	4	5

問20　あなたは、現在、収入になる仕事（パート・アルバイトも含む）についていますか。あてはまる番号を1つ選んで〇印をつけて下さい。

　1　仕事についている　　　2　仕事についていない

－7－

【ワークシート 9-1】国民健康・栄養調査における生活習慣調査票 (つづき)

問21 町内会や地域行事、ボランティア活動、スポーツや趣味などのグループ活動に参加していますか。どのような活動に、どのくらいの頻度で参加していますか。次のアからオの質問について、あてはまる番号を1つ選んで○印をつけて下さい。

	1. 週4回 以上	2. 週2～3回	3. 週1回	4. 月1～3回	5. 年に数回	6. 参加して いない
ア 町内会や地域行事などの活動	1	2	3	4	5	6
イ ボランティア活動	1	2	3	4	5	6
ウ スポーツ関係のグループ活動	1	2	3	4	5	6
エ 趣味関係のグループ活動	1	2	3	4	5	6
オ その他のグループ活動	1	2	3	4	5	6

【ご家庭で非常食の用意を担当している方が、
問22にもお答え下さい。】

問22 あなたの世帯は災害時に備えて非常用の食料を用意していますか。
あてはまる番号を1つ選んで○印をつけて下さい。

1 あり　　　2 いいえ

（問22-1）非常用の食料は、世帯人数分として何日分を想定して用意していますか。日数を右づめで記入して下さい。

☐☐ 日分

（問22-2）非常用食料としてどんなものを用意していますか。あてはまる番号をすべて選んで○印をつけて下さい。

1 主食（レトルトご飯、めしを乾燥させた加工米、乾パン 等）
2 副食（肉・魚等の缶詰、カレー・シチュー等のレトルト食品 等）
3 飲料（水、お茶 等）

ご協力ありがとうございました。

― 8 ―

ワーク 9-2 栄養・食生活をテーマにした質問紙を作成する

① 大学生の健康づくりにおける栄養・食生活の実態を把握するための質問紙を作成する．グループごとにテーマを設定してもよい．

② 質問紙は，A4判の用紙1～2枚程度（両面可）に作成し，調査のタイトル，依頼文（目的，倫理的配慮など）を記載する．

③ 対象者の基本情報を尋ねる質問を作成する．個人を特定する必要がない場合は，無記名とする．

④ 質問項目は，5～10項目程度作成する．質問紙が2ページ目（裏面）にわたる場合は，1ページ目の最後に，「裏面へつづく」と記載する．

⑤ 最後に，謝辞と実施者の所在を明記する．

⑥ 作成した質問紙をクラス内で回答し合う．

⑦ p.118の「B．質問・回答項目の作成の留意点」をもう一度確認し，作成した質問と回答項目の改善点と改善案を検討し，【ワークシート9-2】に記入する．

【ワークシート9−2】質問紙に関する振り返りシート

改善が必要だった質問・回答項目	改善案

公衆栄養プログラムの評価のための質問紙を作成する

　公衆栄養プログラムの成果を評価するための質問紙として，ワーク4−2（p.35）で作成した事業計画を実施した場合の経過評価および影響評価に必要な質問紙を作成する．作成手順は，ワーク9−2を参照する．

【実践編】

10. 公衆栄養プログラムの展開

<blockquote>
ねらい
● 事例を通して，行政における公衆栄養活動プログラムの実践方法を学ぶ
● 食環境整備の実際について学ぶ
● 特定健康診査・特定保健指導の実際について学ぶ
</blockquote>

公衆栄養プログラムでは，地域の現状や協働・連携先との関係性の中でさまざまな取り組みが展開されている．実際の公衆栄養プログラムの事例がどのような経緯，目的で行われたかを理解することで，より実践的な公衆栄養プログラムの展開について考える．

10.1 都道府県の行政栄養士が推進する施策の事例について

都道府県の行政栄養士が推進する施策として，ここではA県の事例を紹介する．

> 【事例1】　A県は，死亡状況と原因，医療費と疾病の関係など，全般的に全国と同程度の水準（平均的）であるものの，南北に長い県域を持っており，年齢構成，人口密度をはじめ，産業や文化，医療資源などの諸指標は地域ごとに違いがあることから「健康課題の地域格差も大きい」と考えられてきた．そこで，保健所栄養士協議会の有志によるワーキング会議を設置し，健康課題の分析とその背景にある食習慣や食環境を明確にすることにした．

A. 優先すべき健康課題の特定（アセスメント）

A県では，1987（昭和62）年から毎年4・5歳児と小学生の身体状況を調査しており，肥満児（肥満度20%以上）出現率には地域差があることが確認されていた．学童肥満は遺伝や環境因子に影響されることを踏まえると，成人肥満についても地域差があると推察されたことから，特定健康診査有の所見者を検査項目別に見える化し（有所見者マップ），地域単位で健康課題を選定できるようにしたところ，有所見者数には地域集積性，性差がみられた．さらにA県県民健康・栄養調査対象者のBMI≧25の出現割合をマップ化し地域差を確認したところ，特定健康診査の有所見者と学童肥満の分布が類似していることが明らかになった．そこで，服薬や季節の影響を受けにくく，生活習慣病の要因となる「肥満」を優先すべき健康課題とした（図10.1）．

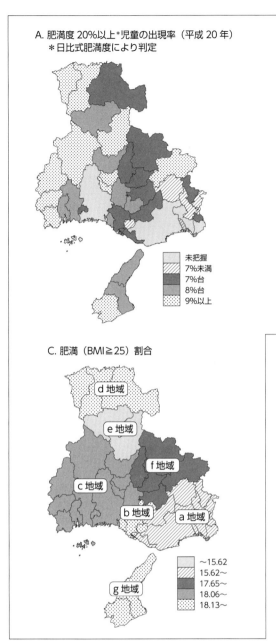

A. 肥満度 20%以上*児童の出現率（平成 20 年）
  *日比式肥満度により判定

未把握
7%未満
7%台
8%台
9%以上

B. 特定健診における肥満（BMI≧25）有所見者マップ
  （平成 22 年，女性）

全県に比べて有意に多い
有意ではないが全県に比べて多い
有意ではないが全県に比べて少ない
全県に比べて有意に少ない

C. 肥満（BMI≧25）割合

d 地域
e 地域
f 地域
c 地域
b 地域
a 地域
g 地域

~15.62
15.62~
17.65~
18.06~
18.13~

図 10.1　A 県における肥満（BMI ≧ 25）割合
改編 7 圏域，男女計 4,834 人，年齢調整済，2010（平成 22）年．
A 県県民健康・栄養調査と特定健康診査の分析対象者は異なる
ため，A 県県民健康・栄養調査対象者における BMI ≧ 25 の出
現割合をマップ化し地域差を確認．

表 10.1　A 県における肥満群（BMI ≧ 25）に多い食行動，食事摂取
パターン

地域区分	食行動・食事摂取パターン（N = 851）
a	外食が多い，調理済み食品が多い（朝昼），夕食が 21 時間以降，早食い
b	外食が多い，調理済み食品が多い（朝昼），夕食が 21 時間以降，適正体重に近づけようとしない
c-1，c-2	外食が多い（朝），調理済み食品が多い（夕），朝食欠食，夕食時間不規則，適量を知らない
d	アルコール摂取が多い
e	アルコール摂取が多い，適量を知らない
f	アルコール摂取が多い，適量を知らない
g	間食が多い（毎日 2 回），食生活満足度が低い

［平成 20 年度ひょうご健康食生活実態調査より改変］

B. 健康課題の背景にある栄養課題，食生活の特徴の明確化

　2008（平成 20）年度に実施した A 県県民健康・栄養調査をもとに，性別，地域別に食行動と食事摂取パターンを分析し，肥満群（BMI ≧ 25）の特徴を確認した．ここでは，A 県下の地域を 7 つの保健医療圏別に分け，肥満群の食行動，食事摂取パターンをまとめたものを紹介する（表 10.1）．

　より効果的かつ効率的な対策を行うため，表 10.1 に基づき地域別に重点的に働きかける対象と肥満の背景にある食習慣や食環境の特徴をまとめたものを作成した（図 10.2）．地域特性も踏まえながら，健康・栄養課題に応じた施策を展開し，検証していくことが必要である（図 10.3）．

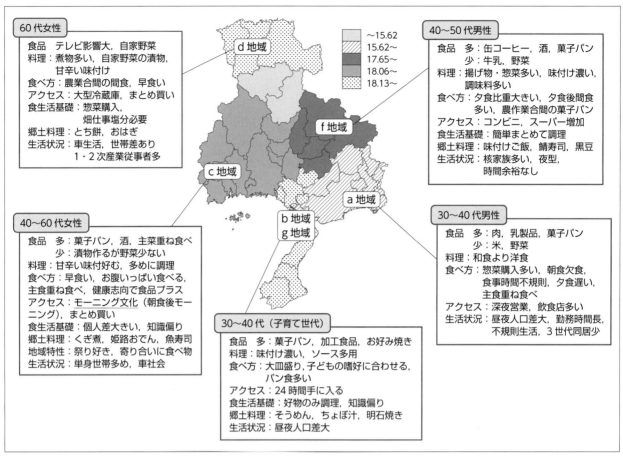

図10.2　A県における肥満の背景にある食習慣や食環境の特徴（地域別）

a地域：A県南東部に位置し，大阪，神戸に近接し成熟した「街」と北摂里山など豊かな「自然」とが共存した地域．b・g地域：b地域は，A県中央部，臨海中央部に位置し，平野が広がっている地域．g地域は，瀬戸内海の東部に位置し，北部に丘陵，南部に山地，平野が広がっている地域．c地域：c−1地域は，A県南西部に位置し，平野，臨海工業地帯が広がっている地域．c−2地域は，A県西部に位置し，岡山・鳥取県に隣接し，全体の約8割を林野が占め，緑豊かな地域．d地域：A県北部に位置し，京都府，鳥取県に隣接し，全般に山地が多く，平地は盆地などの一部に限られた豊かな自然に恵まれた地域．f地域：A県中央部に位置し，京都府に隣接し，約75％が山林で覆われ，山々が連なる間に盆地状の地形がつくられている地域．（県・市町行政栄養士研修会演習結果（H26.12.19））

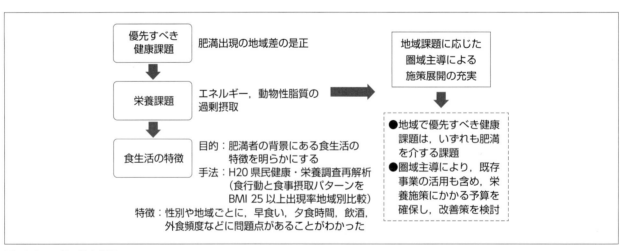

図10.3　A県の取り組み

［諸岡歩ほか．日本公衆衛生雑誌，62（10特別附録），529（2015）］

事例1　A県のモデル事業を参考にし，ワーク4-2で作成した事業を運用するための計画書を作成する

A県では，2006（平成18）年度から地域の課題解決能力と食育推進体制の整備を目的として，食育推進地域づくり事業を実施している．ここでは，A県B健康福祉事務所が実施した「のびのび肥満改善教室モデル事業」（表10.2）を紹介する．

① このモデル事業のよい点や自分がもしこの事業を実施するとしたら，さらに追加したい点，その理由についてグループで意見交換をし，【ワークシート10-1-1】にまとめる．

② 4章のワーク4-2で作成した事業を運用するための具体的な計画書を【ワークシート10-1-2】に作成する．

表10.2　A県にて実施されたのびのび肥満改善教室モデル事業

項目	内容		
教室名	のびのび肥満改善教室		
目的	幼児期の子どもを取り巻く現状は，健康づくりの基礎を担うべき家庭での食育が行われにくくなっており，栄養摂取の偏り，朝食の欠食などにより，肥満児の増加傾向がみられる． 　子どもの肥満は大人の肥満につながりやすく，早期に肥満を解消することが成人期以降のメタボリック症候群を予防すると考えられるため，食育プロジェクト会議の取り組み課題として，幼児期からの肥満予防対策を取り上げ，地域特性に応じた事業を展開する．		
対象	M町立T幼稚園　5歳児およびその保護者		
課題と目標	『課題』①野菜嫌いの子どもが多い． 　　　　②体によいおやつの選び方ができていない． 　　　　③よく噛んで食べていない． 　　　　④排便習慣が身についていない． 『目標』園児⇒食に関心を持ち，食事を楽しむ． 　　　　保護者⇒肥満の早期予防のために必要な知識と実践力を身につける．		
事業内容	**日時・場所**	**内容**	**協働・連携者**
	11月15日 10：00～11：30 T幼稚園	ねらい「野菜を食べることの大切さを知る」 ①話「食べものは体の中でどうなるの？」 ②体験学習「野菜の繊維を知る」 ③実践記録「1週間の排便記録」など	地域活動栄養士（栄養士会） 幼稚園関係者（教頭，PTA）， 食生活改善グループ
	11月22日 10：00～12：00 T幼稚園	ねらい「体によいおやつ選びを身につける」 ①話「食べものピラミッドを活用したおやつ選び」 ②調理実習「園で収穫したさつま芋を使用したスイートポテト作り」 ③実践記録「スイートポテト作り」	地域活動栄養士（栄養士会） 幼稚園関係者（教頭，PTA）
	12月8日 10：00～11：00 T幼稚園	ねらい「よく噛む習慣を身につける」 ①話「よくかんで，健康的に」 ②体験学習「よくかむ食品調べ，かみ方指導」 ③実践記録「1週間のごはんの咀嚼回数」など	地域活動栄養士 幼稚園関係者（教頭，PTA） 歯科衛生士
評価方法と事業評価	『評価方法』 教室終了後，保護者向け通信，実践記録表を作成し，それらを配布．子ども自身の教室内容の理解度（経過評価），子どもおよび保護者の食や健康に関する知識や態度の変化（影響評価）などについての評価を実施． 『事業評価』 　①対象者の変化 　　実践記録表からは，園で実施した食育内容が，子どもたちの楽しい体験談とともに正確に保護者に伝わっており，幼児への食育を通じて，保護者へつなぐことができた． 　②実施者の変化 　　幼稚園教諭，PTA，栄養士会，歯科衛生士会，食生活改善グループなどが連携して取り組むことにより，より充実した内容での実践が可能であり，食育実践効果も上がることが関係者間で再認識された．		
今後の課題	・実践記録表未提出など，食育への関心を示さない保護者も2割強いるため，今後は関心の低い対象者へのアプローチ方法についても検討していく． ・プライバシーを配慮しつつ，個別アプローチ方法や生産者と連携した取り組み方法なども検討していく．		

［2006年度（平成18年度）食育推進地域づくり事業事例集（兵庫県健康生活部作成）から抜粋，一部筆者修正］

【ワークシート 10-1-1】「のびのび肥満改善教室モデル事業」について

よい点	
追加したい点	
その理由	
グループでのまとめ	

効果的な事業とするために

　効果的な事業とするためには，食生活の改善に有益かつ実現可能な内容で具体的に計画していくことが欠かせない．対象者のニーズや行動変容ステージを踏まえ，対象者が参加してみたいと思える教室名，実施日時になっているか，広報はいつ，どのように行うか，協働・連携者の事前研修はどうするかなどについても考えていくことが重要である．立場の異なる人の視点で多角的に検討し，対象者だけでなく協働・連携者にとっても有益な事業となるよう具体的な運用イメージを膨らませていこう．

【ワークシート 10−1−2】事業計画書

項目	内容		
事業名			
目的			
対象			
課題と目標			
事業内容	日時・場所	内容	協働・連携者
評価方法			
経費			

10.2 食環境推進事業の事例

A. 職域における健康づくり

　職域における健康づくりは，働く人の健康を守り，40歳代以降から増え始める生活習慣病の発症を予防するうえで重要な役割を持つ．日本では，1988年の労働安全衛生法の改正により，働く人すべてを対象にした「心とからだの健康づくり運動」としてトータル・ヘルスプロモーション・プラン（THP）が開始され，「事業者は，労働者に対する健康教育及び健康相談その他労働者の健康の保持増進を図るため必要な措置を継続的かつ計画的に講ずるように努めなければならない」（労働安全衛生法第69条）とされた．また，2014（平成26）年度には，経済産業省において優れた健康経営を実践している企業を顕彰する健康経営*銘柄などの制度も設けられ，企業が積極的に従業員の健康保持・増進に取り組むことは，将来の収益性などを高める投資であるという，健康管理を経営的視点からみた「健康経営」の実践が推進されている．

　職場での栄養・食生活に関する取り組みとしては，社員食堂などを活用したものが多く，企業（事業主）と健康保険組合，さらには給食事業者が連携し，社員食堂におけるスマートミールなどの栄養バランスに配慮したヘルシーメニューの提供や栄養成分表示，ポスター，ポップによる健康・栄養情報の提供などが行われている．

*健康経営とは，企業が従業員などの健康管理を経営的な視点で考え，戦略的に実践することである．経済産業省では，企業の健康投資の見える化，資本市場での適切な評価が行われるための環境整備を促進している．https://www.meti.go.jp/policy/mono_info_service/healthcare/kenko_keiei.html

---

スマートミール「健康な食事・食環境」認証制度

　スマートミール「健康な食事・食環境」認証制度とは，健康な食環境整備をめざした「健康な食事・食環境」推進事業の一環として行う制度で，生活習慣病関連学会や「健康経営」推進団体などからなる「健康な食事・食環境」コンソーシアムが推進している．外食・中食・事業所給食で健康に資する要素を含む栄養バランスのとれた食事を継続的に健康的な空間で提供する店舗や事業所を認証している．スマートミールの基準は，厚生労働省の「生活習慣病予防その他の健康増進を目的として提供する食事の目安」（2015（平成27）年9月）や食事摂取基準2015年版を基本として決められている（表10.3）．

表10.3　スマートミールの基準一覧

Smart Meal スマートミール （ロゴマーク）		スマートミールの基準	
		ちゃんと	しっかり
		450〜650 kcal 未満	650〜850 kcal
		☆栄養バランスを考えて「ちゃんと」食べたい女性や中高年男性の方向け	☆栄養バランスを考えて「しっかり」食べたい男性や身体活動量の高い女性の方向け
主食	飯，パン，めん類	（飯の場合）150〜180 g（目安）	（飯の場合）170〜220 g（目安）
主菜	魚，肉，卵，大豆製品	60〜120 g（目安）	90〜150 g（目安）
副菜	野菜，きのこ，海藻，いも	140 g 以上	140 g 以上
食塩相当量		3.0 g 未満	3.5 g 未満

厚生労働省の「生活習慣病予防その他の健康増進を目的として提供する食事の目安」などに基づき基準を設定している．

B. 地域における食環境整備

　地域住民の食生活は，居住地域を中心とした生活圏内で入手できる食材や食事などの影響を受けやすい．そのため，対象者自身の知識や意識に限らず，自然に健康的な食生活を実現できる食環境の整備も重要とされている．スマートミールの認証制度もその取り組みの一つであり，健康日本 21（第二次）や都道府県・市町村の健康増進計画においても，ヘルシーメニューの提供や栄養成分表示を行う飲食店を増やす取り組みが推進されている．

　また，行政が飲食店と連携してこれらの事業を促進するには，飲食店側のメリット・デメリットを十分に理解したうえで，協力への理解を求め，飲食店が主体的に無理なく取り組める支援体制で臨む必要がある．このような食環境整備は，飲食店に限らずコンビニ食品活用術や上手な外食利用方法などの情報をパンフレットやリーフレットで紹介することも含まれる．活動の継続には，住民からの反響や利用者の増加が鍵となるため，住民への啓発や情報提供も含めて事業を行う．

【事例 2】 C 市のヘルシー定食協賛店認証制度推進事業における D 大学の取り組み

　C 市では市民の健康づくりを支援する食環境整備事業としてヘルシー定食協賛店認証制度を導入し，栄養バランスのよい「ヘルシー定食」の基準を満たした食事を提供する飲食店など（協賛店）を増やすための推進事業を行っている．協賛店には市役所の食堂やホテルのレストラン，地元の人が利用しやすい飲食店などがある．大学の食堂も学生や教職員だけでなく，一般市民も利用できることから協賛店に認証されている．

　管理栄養士養成課程のある D 大学では，C 市が主催する大学生を対象とした食育推進事業をきっかけとして，大学内の食堂（学食）でも C 市の基準を満たしたヘルシー定食を提供できるかを検討した．

　まず，対象者の把握のために，学食のおもな利用者である在学生の食習慣などについて実態調査を行った（表 10.4）．

表 10.4　実施前の実態調査の結果

D 大学の学生の特徴	・居住形態は，一人暮らしが 21.7%，実家暮らしが 78.3% であった ・BMI の分布は，やせ 14.0%，標準 76.2%，肥満 9.8% であった ・野菜摂取量は，1 日に小鉢 0 〜 1 皿の者が 42.0%，2 〜 3 皿の者が 50.3%，4 皿以上の者が 7.7% で，学生の 92.3% が 1 日の野菜摂取量が 3 皿以下と少ない状況にあった ・昼食でのインスタント食品利用状況は，毎日利用する者が 3.8%，2 日に 1 回程度利用する者が 25.3%，ほとんど利用しない者が 70.9% であった ・昼食にインスタント食品を利用する理由は，「調理が簡単」という回答が最も多く 61.1%，次に「価格が安い」が 36.1%，「他に食べるものがない」が 28.7% だった ・昼食における副菜とインスタント食品の摂取状況との関連をみると，副菜の摂取率はインスタント食品をほとんど利用しない者では 61.2%，2 日に 1 回程度の者では 51.9%，毎日利用する者では 39.5% となり，昼食のインスタント食品利用頻度が多いほど，昼食に副菜を摂取する者の割合が少ないことがわかった
D 大学の食環境	・大学の近隣に飲食店がほとんどなく，学生は弁当などを持参または学食か売店で購入している ・学食で提供される食事は，野菜量の少ないメニューが多い ・売店では，さまざまなインスタント食品がそろえられている一方で，弁当やおにぎり，パン，サラダなどの品数は少ない

　その結果，多くの学生が野菜摂取不足の現状にあり，昼食にインスタント食品を利用する頻度が多い者ほど野菜が不足している可能性が高いことから，野菜摂取量向上を目指した食環境整備として，野菜たっぷりランチを提供する取り組みを実施することとした．事業計画の内容を表 10.5 に示す．

表 10.5　野菜たっぷりランチ提供事業の事業計画書

事業名	野菜たっぷりランチ提供事業
目標	大学生の野菜摂取量の向上
実施内容	学食での「野菜たっぷりランチ」の提供と野菜摂取量向上のための啓発活動（ポスターの掲示，卓上メモの設置などを通した栄養情報の提供）の実施
実施者	D 大学の学生ボランティアグループ
実施者の活動内容	「野菜たっぷりランチ」の献立作成，広報活動 野菜摂取量向上に向けた啓発資料作成や献立に関する栄養情報の提供など
給食受託会社との連携	1 食で野菜を 100 g 以上摂取できる「野菜たっぷりランチ」の提供 献立作成は，実施者である D 大学学生ボランティアグループが行い，受託会社の料理長および管理栄養士と調整して決定する 野菜たっぷりランチのポイントカードを作成し，ポイントがたまったら 1 食無料で食べられる特典をつける
大学との連携	「野菜たっぷりランチ」をできるだけ利用してもらえるように，大学側に費用の一部を補助してもらえるよう依頼し，学生への提供価格を教職員よりも低く設定する
C 市との連携	協賛店への認証審査・登録と市民への情報提供 協賛店として登録後は，C 市が作成するヘルシーランチ協賛店のチラシや市のホームページに D 大学の「野菜たっぷりランチ」を紹介し，市民への利用促進を図る

　野菜たっぷりランチの導入から 6 か月後の評価として，野菜たっぷりランチの利用者と非利用者の意識や野菜摂取量の変化について調査したところ，表 10.6 の結果が得られた．

表 10.6　野菜たっぷりランチ導入 6 か月後の評価

アンケート対象者と野菜たっぷりランチの利用状況	全学科の 2 年生にアンケートを実施し，144 名から回答を得た．野菜たっぷりランチを導入してから 6 か月間で 1 回以上利用した者の割合は 19.4%であった
1 日の野菜摂取量	野菜たっぷりメニュー非利用者の 1 日の野菜摂取量は，小鉢 0 ～ 1 皿が 45.3%，2 ～ 3 皿が 47.0%，4 皿以上が 7.7%であったが，利用者では，0 ～ 1 皿が 28.6%，2 ～ 3 皿が 64.3%，4 皿以上が 7.1%となった（図 10.4）
野菜摂取に対する意識	非利用者は，野菜摂取に対する意識に変化がなかった者が 83.1%と最も多かったが，利用者では，野菜の働きや摂取の重要性に気づいた者が 30.3%，野菜を今までより多く摂るようになった者が 21.2%と，いずれも非利用者に比べ有意に高値となった（図 10.5）
食生活に対する意識	非利用者は，食生活に対する意識に変化がなかった者が 76.7%と最も多かったが，利用者では，自分の食生活を改善しようと思った者が 32.1%，バランスのよい食事を心がけて食事をするようになった者が 28.6%，1 食分の目安を理解した者が 14.3%と，いずれも非利用者に比べ有意に高値となった（図 10.6）
野菜不足だと感じたときの補給方法	野菜不足だと感じたときの補給方法は，非利用者では，「野菜ジュースを飲む」という回答が 57.3%と最も多く，次に「家族に野菜料理を作ってもらう」が 42.7%だった．一方，利用者では，「自分で野菜料理を作る」が 67.9%と最も高く，次いで「野菜ジュースを飲む」が 57.1%，「家族に野菜料理を作ってもらう」が 35.7%，「野菜たっぷりランチを利用する」が 28.6%であった（図 10.7）

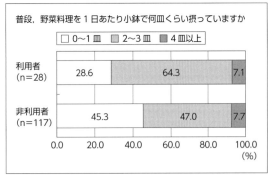

図 10.4　野菜たっぷりランチの利用者別の 1 日の野菜摂取量（P = 0.38）

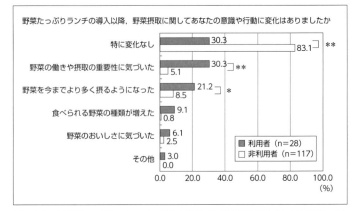

図 10.5　野菜たっぷりランチの利用者別の野菜摂取量に対する意識（複数回答）
（＊：P < 0.05　＊＊：P < 0.01）

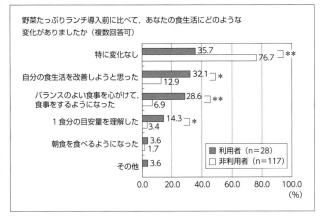

図 10.6 野菜たっぷりランチの利用者別の食生活に対する意識（複数回答）
（＊：P＜0.05　＊＊：P＜0.01）

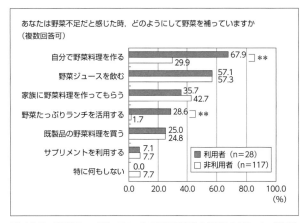

図 10.7 野菜たっぷりランチの利用者別の野菜の補い方（複数回答）
（＊＊：P＜0.01）

ワーク 10-2 事例 2 における食環境整備の効果を検討する

　D 大学の食環境整備によって，D 大学学生の食生活にどのような効果があったか，またこの活動の今後の工夫点はどのようなことかを検討して【ワークシート 10-2】に記入する．

【ワークシート 10-2】食環境整備の効果と工夫点

食環境整備の効果	
今後に向けた工夫点	

① 表10.7を参考に自分たちが生活する地域で、ヘルシーメニューを提供している飲食店を調べる.

② ①の飲食店で提供されているヘルシーメニューの特徴を調べる【ワークシート10-3】.

③ ①、②を通してどのような気づきがあったかを記入する.

表10.7 【ワークシート10-3】ヘルシーメニュー提供店調査の記入例

店舗名	メニュー名	栄養情報	メニューの特徴
(1)〇〇カフェ	野菜プレートランチ	(栄養価) 1食500 kcal	野菜が140 g以上
(2)・・・			
気づき			

【ワークシート10-3】ヘルシーメニューの提供店調査

店舗名	メニュー名	栄養情報	メニューの特徴
(1)			
(2)			
(3)			
(4)			
(5)			
気づき			

10.3 医療保険者による特定健康診査・特定保健指導事業の実際

　特定健康診査・特定保健指導制度は，日本人の死亡原因の約6割を占める生活習慣病予防の徹底を図るために，「高齢者の医療の確保に関する法律」（2008（平成20）年4月制定）に基づき，医療保険者に実施が義務づけられたものである．

　医療保険加入者の40〜74歳が対象とされ，内臓脂肪の蓄積に起因した生活習慣病に関する「特定健康診査（特定健診）」と健診結果に基づきリスクがある人の生活習慣をより望ましいものに変えていくための「特定保健指導（保健指導）」が行われ，健康日本21（第二次）が目指す健康格差の縮小や健康寿命の延伸を着実に推進し，社会保障制度を持続可能なものにするためにも重要な取り組みである（図10.8）．

　また，特定健診・保健指導は，2015（平成27）年度からすべての健康保険組合などの医療保険者に義務付けられた「データヘルス計画」という事業の一部に位置付けられ，その成果は他の各種検診の受診状況や検診結果をはじめ，医療機関を受診した際のレセプト（診療報酬明細書）のデータや介護保険データなどと共に健康課題の分析や実施後の評価に用いられている．

　本節では，特定健診・保健指導に関する保健事業の実際について，特定健診・保健指導プログラムの進め方と特定健診・保健指導を対象者に実施していく際のアプローチ方法という2つの視点から学ぶ．

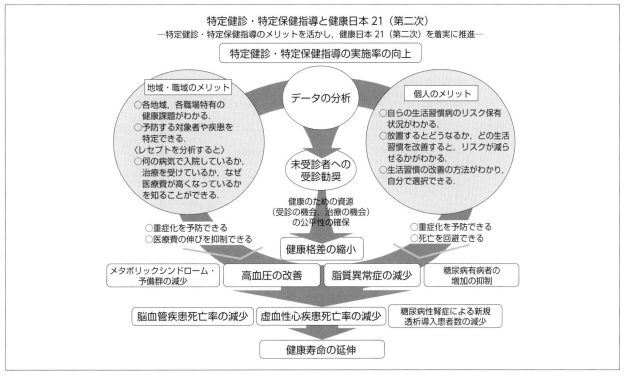

図10.8　特定健診・保健指導と健康日本21（第二次）
［厚生労働省，標準的な健診・保健指導プログラム【平成30年度版】，p.1-3（2018）］

A. 特定健診・保健指導の計画

　特定健診・保健指導は，他の公衆栄養プログラムと同様に PDCA サイクルに沿って運用することが基本となる．実施計画を作成するにあたっては，図 10.9 の流れに従う．

① データ分析として，加入者の属性（性・年齢構成，人数，居住圏など），平均寿命，医療費，介護状況，特定健診受診状況，保健指導実施状況，保健指導の対象者割合の推移等を把握する．

② 健康課題の明確化のために総医療費に占める割合が大きく，対策をとることが可能な疾病を把握する．疾病にかかる医療費を"見える化"することで，医療費の適正化へとつなぐことも期待できる．具体的には，疾病大分類を 1 人あたり医療費の高い順に並べた後，重大性や実施効果，対象者数などを踏まえ，抽出した健康課題に優先順位をつける．他の健康保健組合などと比較すると集団の特徴をより深くとらえることができるため，さまざまな視点で整理することが重要となる．

③ 優先課題が決まれば，目標の設定を行う．特定健診・保健指導が効果的・効率的に実施され，評価できるようアウトプット（事業実施量）やアウトカム（結果）を見据えた目標を設定する．

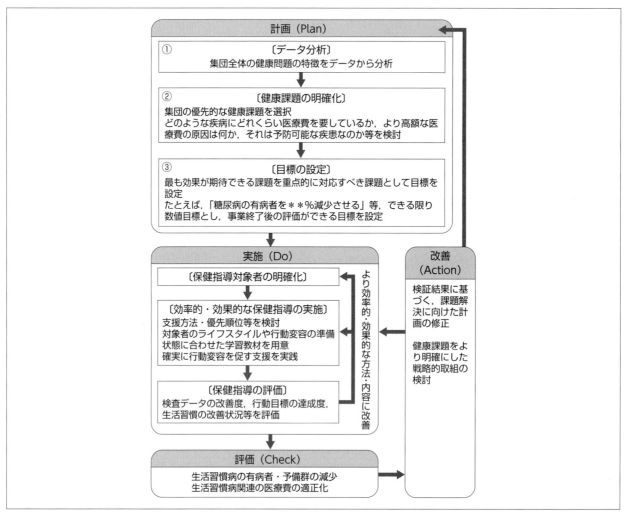

図 10.9　特定健診・保健指導（保健事業）の PDCA サイクル
［厚生労働省，標準的な健診・保健指導プログラム【平成 30 年度版】，p.1-9（2018）］

① 図 10.10 のグラフは，E 健康保険組合（E 健保）とすべての健康保険組合（全健保）で実施された保健指導（積極的支援・動機付け支援）の実施率である．これらを比較してどのような違いがあるか，グラフから読み取れる E 健保の傾向を【ワークシート 10-4】に記入する．

② 図 10.11 は E 健保と全健保の疾病大分類別医療費（被保険者・男性一人あたり）を示している．E 健保において，一人あたりの医療費が多い上位 3 つの疾病分類は何か．またそれらの疾病にかかる医療費は，全健保と比較してどうかを考え，【ワークシート 10-4】に記入する．

③ ①，②で読み取った情報から，E 健保で最も優先順位の高い健康課題を選びその理由を【ワークシート 10-4】に記入する．

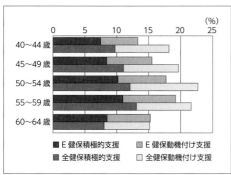

図 10.10 特定保健指導の実施率（被保険者，65 歳未満のみ）
[厚生労働省保険局・健康保険組合連合会，データヘルス計画作成の手引き（改訂版），p.50（2017）一部改変]

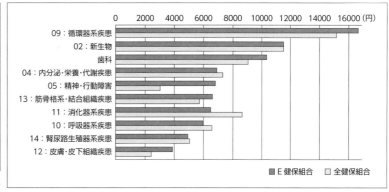

図 10.11 疾病大分類別 1 人あたり医療費（被保険者・男性，上位 10 項目）
[厚生労働省保険局・健康保険組合連合会，データヘルス計画作成の手引き（改訂版），p.54（2017）一部改変]

【ワークシート 10-4】特定健診・保健指導の計画を立てる際のデータ分析と健康課題の明確化

① 図 10.10 から読み取れる E 健保の傾向
② 図 10.11 から読み取れる E 健保の傾向
③ E 健保の健康課題と理由

　自治体や健康保険組合などの団体が作成したデータヘルス計画から，健康課題や医療費の現状，特定健診・保健指導の実施状況を確認し，それぞれの課題を整理しよう．

① 自治体または健康保険組合のデータヘルス計画をインターネットで調べる．
② 【ワークシート10-5】の「団体名」の欄には，自分が調べた自治体または健康保険組合の名称を記入する．
③ データヘルス計画の内容を確認し，医療費および特定健診・保健指導の実施状況について，現状を【ワークシート10-5】に記入する．
④ ③の現状値を全国や他地域などのデータと比較し，課題を記入する．

【ワークシート10-5】データヘルス計画の課題

団体名： _____

項目	現状	課題
平均寿命・死因		
医療費		
特定健康診査受診率		
特定保健指導実施率		

B. 特定健診・保健指導の評価

　特定健診・保健指導における評価は，表10.8に示すように，ストラクチャー（構造）評価，プロセス（過程）評価，アウトプット（事業実施量）評価，アウトカム（結果）評価を含め総合的に行う．

　特定健診・保健指導の結果は，医療保険者が管理することとなっており，評価を踏まえて，保健事業の見直し，改善することで，健康課題を明確にした戦略的な取り組みを実施することへつなぐことができる．

表10.8　特定健診・保健指導の評価項目と概要

評価	概要	内容
ストラクチャー（構造）評価	特定健診・保健指導を実施する際の構成因子	職員の体制，予算
プロセス（過程）評価	保健医療従事者の活動（情報収集，問題分析，目標設定，事業の実施状況など）	情報収集，アセスメントなど
アウトプット（事業実施量）評価	実施された事業におけるサービスの実施状況や業務量	実施回数や参加人数など
アウトカム（結果）評価	対象者の健康状態への効果，知識の普及，健康行動，保健医療サービス満足度など	糖尿病などの有病者・予備群の減少率・保健指導効果の評価，健康度の改善効果と医療費適正化効果など

「資料：厚生労働省，標準的な健診・保健指導 プログラム【平成30年度版】（2018）」

① ワーク10-5で調べたデータヘルス計画を開き，【ワークシート10-6】の「団体名」の欄に自分が調べた自治体または健康保険組合の名称を記入する．

② データヘルス計画で設定されている，アウトプット指標とアウトカム指標の目標項目，現状値，目標値，期限を調べ，表10.9を参考に【ワークシート10-6】に記入する．

表10.9 【ワークシート10-6】アウトプット指標とアウトカム指標の記入例

団体名：〇〇市国民健康保険				
アウトプット指標 （事業実施量）	目標	・特定保健指導実施率		
	現状値（　45%　）　　目標値（　　60%　　）		期限	（　2023　）年度
アウトカム指標 （結果）	目標	・メタボリックシンドロームの基準該当者および予備群該当者の減少 （特定保健指導対象者の減少）		
	現状値（　5.0%　）　　目標値（　　25%減少　　）		期限	（　2023　）年度

【ワークシート10-6】アウトプット指標とアウトカム指標

団体名：				
アウトプット指標 （事業実施量）	目標			
	現状値（　　　）　　目標値（　　　　）		期限	（　　　）年度
アウトカム指標 （結果）	目標			
	現状値（　　　）　　目標値（　　　　）		期限	（　　　）年度

10.4 特定保健指導の実際

A. 保健指導対象者の選定・階層化

特定健診・保健指導では，生活習慣病予防のため生活習慣病の発症リスクが高く，生活習慣の改善による生活習慣病の予防効果が多く期待できる者を明確にするために，メタボリックシンドローム*の概念に基づき，内臓脂肪蓄積の程度とリスク要因の数に着目し，保健指導対象者の階層化を行う（図 10.12）.

＊メタボリックシンドロームとは，内臓脂肪が蓄積することによって，血圧高値・脂質異常・血糖高値といったリスク因子が増加し，それによって虚血性心疾患や脳血管疾患等を発症しやすくなる状態を指す.

階層化の後，健診受診者全員に対して健診結果を踏まえた「情報提供」を行い，「動機付け支援」，「積極的支援」に該当した者へは，必要度に応じた保健指導を実施する（図 10.13）.「動機付け支援」は，初回面接で生活習慣改善のための食事と運動に関する行動目標を設定し，対象者自身がその行動目標にしたがって生活習慣の改善に取り組む.取り組みの成果は 3 ～ 6 か月後に評価する.「積極的支援」は，「動機付け支援」と同様に初回面接で行動目標を設定し，3 ～ 6 か月間改善に取り組む.その間，指導者は対象者の生活習慣改善のために定期的に面接や電話，メール，手紙，FAX などにより継続的な支援を行う.

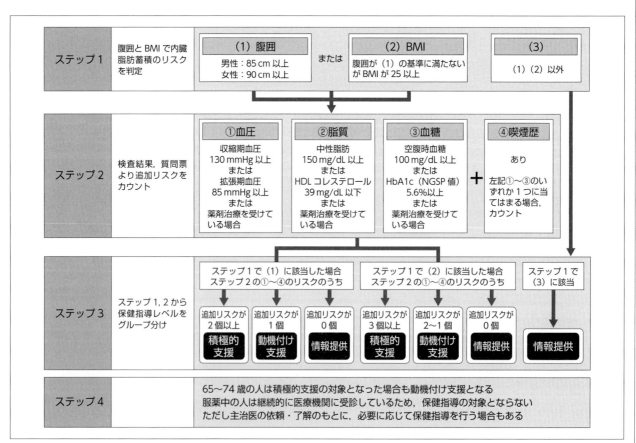

図 10.12　対象者を選定するための具体的な階層化の方法
[厚生労働省，標準的な健診・保健指導プログラム【平成 30 年版】，p.2-10 ～ 2-11（2018）をもとに作図]

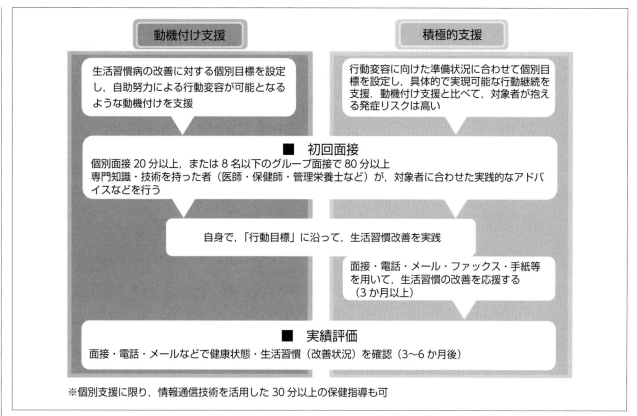

図 10.13　動機付け支援および積極的支援の特定保健指導の流れ
［厚生労働省，平成 26 年版厚生労働白書，p.42（2014）より改変］

B.　保健指導に用いられる標準的な質問票

　効果的な特定保健指導のためには，対象者の現状を明らかにするアセスメントが重要となる．標準的な質問票（表 10.10）を活用し，対象者の服薬・疾病の治療状況，運動や食生活といった生活習慣とともに，健診結果をどのように受け止めているか，生活習慣改善への意欲はどの程度か（行動変容ステージ）などの情報を整理する．「動機付け支援」，「積極的支援」は，対象者が生活習慣の課題（問題行動）に気づき，改善していくことが求められるため，表 10.11 に示すようなより詳細な食生活習慣の項目についても尋ねるとよい．

表 10.10　特定保健指導で用いられる標準的な質問票

		質問項目	回答
1-3		現在，a から c の薬の使用の有無*	
	1	a．血圧を下げる薬	①はい　　②いいえ
	2	b．血糖を下げる薬又はインスリン注射	①はい　　②いいえ
	3	c．コレステロールや中性脂肪を下げる薬	①はい　　②いいえ
4		医師から，脳卒中（脳出血，脳梗塞等）にかかっているといわれたり，治療を受けたことがありますか．	①はい　　②いいえ
5		医師から，心臓病（狭心症，心筋梗塞等）にかかっているといわれたり，治療を受けたことがありますか．	①はい　　②いいえ
6		医師から，慢性腎臓病や腎不全にかかっているといわれたり，治療（人工透析など）を受けていますか．	①はい　　②いいえ
7		医師から，貧血といわれたことがある．	①はい　　②いいえ
8		現在，たばこを習慣的に吸っている．（※「現在，習慣的に喫煙している者」とは，「合計 100 本以上，又は 6 か月以上吸っている者」であり，最近 1 ヶ月間も吸っている者）	①はい　　②いいえ
9		20 歳の時の体重から 10 kg 以上増加している．	①はい　　②いいえ
10		1 回 30 分以上の軽く汗をかく運動を週 2 日以上，1 年以上実施	①はい　　②いいえ
11		日常生活において歩行又は同等の身体活動を 1 日 1 時間以上実施	①はい　　②いいえ
12		ほぼ同じ年齢の同性と比較して歩く速度が速い．	①はい　　②いいえ
13		食事をかんで食べる時の状態はどれにあてはまりますか．	①何でもかんで食べることができる②歯や歯ぐき，かみあわせなど気になる　部分があり，かみにくいことがある③ほとんどかめない
14		人と比較して食べる速度が速い．	①速い　　②ふつう　　　③遅い
15		就寝前の 2 時間以内に夕食をとることが週に 3 回以上ある．	①はい　　②いいえ
16		朝昼夕の 3 食以外に間食や甘い飲み物を摂取していますか．	①毎日　　②時々③ほとんど摂取しない
17		朝食を抜くことが週に 3 回以上ある．	①はい　　②いいえ
18		お酒（日本酒，焼酎，ビール，洋酒など）を飲む頻度	①毎日　　②時々③ほとんど飲まない（飲めない）
19		飲酒日の 1 日当たりの飲酒量日本酒 1 合（180 mL）の目安：ビール 500 mL，焼酎（25 度（110 mL），ウイスキーダブル 1 杯（60 mL），ワイン 2 杯（240 mL）	①1 合未満　　　　②1 ～ 2 合未満③2 ～ 3 合未満　　④3 合以上
20		睡眠で休養が十分とれている．	①はい　　②いいえ
21		運動や食生活などの生活習慣を改善してみようと思いますか．	①改善するつもりはない②改善するつもりである（概ね 6 か月以内）③近いうちに（概ね 1 か月以内）改善する　つもりであり，少しずつ始めている④既に改善に取り組んでいる（6 か月未満）⑤既に改善に取り組んでいる（6 か月以上）
22		生活習慣の改善について保健指導を受ける機会があれば，利用しますか．	①はい　　②いいえ

＊医師の判断・治療のもとで服薬中のものを指す．
［厚生労働省健康局，標準的な健診・保健指導プログラム【平成 30 年度版】，p.2-29 ～ 2-30（2018）］

表 10.11 「動機付け支援」，「積極的支援」に必要な詳細な質問項目（食生活習慣）

2．食生活習慣		
2-1	1 日の食事時間はだいたい決まっていますか．	①はい　②いいえ
2-2	朝食をほぼ毎日とりますか．	①はい　②いいえ
2-3	寝る前 2 時間は何も食べないようにしていますか．	①はい　②いいえ
2-4	食事はよく噛んでゆっくり食べるようにしていますか．	①はい　②いいえ
2-5	食事のバランス（ごはん・麺などの主食，肉・魚などの主菜，おひたし・サラダなどの副菜）を考えて食べていますか．	①はい　②いいえ
2-6	糖分の入った飲み物を習慣的に飲みますか．	①飲まない　②飲む
2-7	習慣的に間食をしますか．	①食べない　②食べる
2-8	塩分の多い食材（麺類，佃煮，漬物，梅干し，干物，練製品等）や濃い味付けのものを毎日食べていますか．	①食べない　②食べる
2-9	外食，惣菜，市販の弁当を習慣的に食べますか．	①食べない　②食べる
2-10	食事は主に，誰が作りますか．	①自分　②自分以外

[厚生労働省，標準的な健診・保健指導プログラム【平成 30 年版】，p.3-20（2018），一部抜粋]

ワーク 10-7　健康的な食生活習慣について考える

① 【ワークシート 10-7-1】に回答し，自分の食生活習慣を振り返る．

② ①の質問項目のうち，No.2-1 ～ 2-9 をグループ内で集計し，選択肢②の回答が多かった項目について，その理由を対象者の視点で意見交換する．内容は【ワークシート 10-7-2】に記入する．

③ ②で挙げられた理由を踏まえて，対象者が改善するためにはどのような工夫やアプローチができるかグループで検討し，【ワークシート 10-7-2】に記入する．

【ワークシート 10-7-1】食生活習慣に関する質問項目

2．食生活習慣			グループの集計	
番号	質問項目	自分の回答	①の人数	②の人数
2-1	1 日の食事時間はだいたい決まっていますか．	①はい　②いいえ		
2-2	朝食をほぼ毎日とりますか．	①はい　②いいえ		
2-3	寝る前 2 時間は何も食べないようにしていますか．	①はい　②いいえ		
2-4	食事はよく噛んでゆっくり食べるようにしていますか．	①はい　②いいえ		
2-5	食事のバランス（ごはん・麺などの主食，肉・魚などの主菜，おひたし・サラダなどの副菜）を考えて食べていますか．	①はい　②いいえ		
2-6	糖分の入った飲み物を習慣的に飲みますか．	①飲まない　②飲む		
2-7	習慣的に間食をしますか．	①食べない　②食べる		
2-8	塩分の多い食材（麺類，佃煮，漬物，梅干し，干物，練製品など）や濃い味付けのものを毎日食べていますか．	①食べない　②食べる		
2-9	外食，惣菜，市販の弁当を習慣的に食べますか．	①食べない　②食べる		
2-10	食事は主に，誰が作りますか．	①自分　②自分以外		

【ワークシート 10-7-2】食生活習慣に関する質問項目の振り返り

(1) 選択肢②の回答が多かった項目	
(2) (1)の理由	
(3) 健康的な食生活習慣・行動へと改善するための工夫やアプローチ	

C. 保健指導における行動目標設定のポイント

　保健指導では，肥満を改善することが大前提である．初回面談では，図 10.14 のような教材を用いて減量計画を立てるとわかりやすい．そのうえで，減量につながる行動目標を設定する．

　腹囲 1 cm は，体重 1 kg に相当し，エネルギーに換算すると約 7,000 kcal となる．たとえば「1 か月に腹囲 1 cm を減らす」場合は 7,000 kcal を 30 日で割ると，1 日に約 230 kcal 減らしていく計算となる．これを食事と運動の改善により達成できるよう，行動目標を設定する．なお，身体活動によるエネルギー消費量は，健康づくりのための身体活動指針 2013 を参照する（図 10.15）．

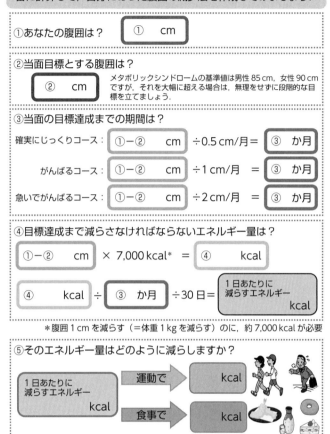

無理なく内臓脂肪を減らすために
〜運動と食事でバランスよく〜

腹囲が男性 85 cm 以上，女性 90 cm 以上の人は，次の①〜⑤の順番に計算して，自分にあった腹囲の減少法を作成してみましょう．

①あなたの腹囲は？　①　cm

②当面目標とする腹囲は？　②　cm
メタボリックシンドロームの基準値は男性 85 cm，女性 90 cm ですが，それを大幅に超える場合は，無理をせずに段階的な目標を立てましょう．

③当面の目標達成までの期間は？
確実にじっくりコース：①－②　cm　÷0.5 cm/月＝③　か月
がんばるコース：①－②　cm　÷1 cm/月　＝③　か月
急いでがんばるコース：①－②　cm　÷2 cm/月　＝③　か月

④目標達成まで減らさなければならないエネルギー量は？
①－②　cm　× 7,000 kcal*　＝④　kcal
④　kcal　÷　③　か月　÷30 日＝ 1 日あたりに減らすエネルギー　kcal

＊腹囲 1 cm を減らす（＝体重 1 kg を減らす）のに，約 7,000 kcal が必要

⑤そのエネルギー量はどのように減らしますか？
1 日あたりに減らすエネルギー　kcal
運動で　kcal
食事で　kcal

図 10.14　減量計画を作成するための教材
［厚生労働省健康局，保健指導における学習教材集（確定版），C–7］

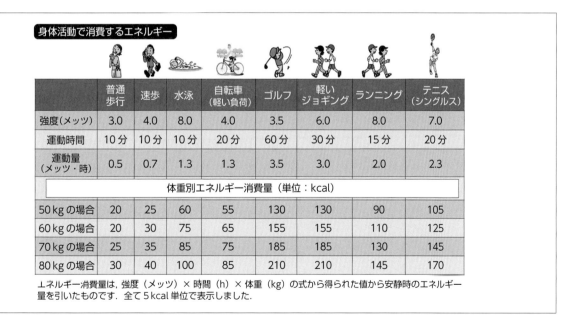

身体活動で消費するエネルギー

	普通歩行	速歩	水泳	自転車（軽い負荷）	ゴルフ	軽いジョギング	ランニング	テニス（シングルス）
強度（メッツ）	3.0	4.0	8.0	4.0	3.5	6.0	8.0	7.0
運動時間	10 分	10 分	10 分	20 分	60 分	30 分	15 分	20 分
運動量（メッツ・時）	0.5	0.7	1.3	1.3	3.5	3.0	2.0	2.3
体重別エネルギー消費量（単位：kcal）								
50 kg の場合	20	25	60	55	130	130	90	105
60 kg の場合	20	30	75	65	155	155	110	125
70 kg の場合	25	35	85	75	185	185	130	145
80 kg の場合	30	40	100	85	210	210	145	170

エネルギー消費量は，強度（メッツ）× 時間（h）× 体重（kg）の式から得られた値から安静時のエネルギー量を引いたものです．全て 5 kcal 単位で表示しました．

図 10.15　身体活動で消費するエネルギー
［厚生労働省，健康づくりのための身体活動基準 2013，参考資料 6］

a. 対象者の行動目標の設定

保健指導で対象者の行動目標を設定する際には，以下の5つがポイントとなる．

（1）健康状態の改善につながる目標とし，頻度や量など具体的に数値を用いて設定する

    例： ×「ビールの量を減らす」 量が示されていない

          ○「ビールは1日350 mLまでにする」 量が明確になる

（2）目標は2～3つとし，7～8割達成できそうな内容とする

（3）できた，できなかったかを毎日評価でき，セルフモニタリングが実施しやすいようにする

    例： ×「30分のウォーキングを週に5日以上する」 1日の目標ではないので評価しにくい

          ○「毎日30分のウォーキングをする」 毎日評価できる

（4）行動目標は対象者自身が決定し，自分で書く

（5）達成が難しい場合の対処法を考えておく

はじめから「これからずっと続ける目標を考えましょう」と言うと圧迫感を感じる対象者もいるため，初回面談時では「まずは2週間できそうな目標」を立てるとよい．2週間から1か月経った頃に，目標の実践状況を振り返り，必要に応じて目標を見直す機会を設ける．2～3か月経った頃には，行動や生活習慣の変容と健康状態との関連を整理するなどし，必要に応じて目標を修正・改善し，再設定する．対象者の達成状況にあわせて段階的に進めていくことが重要となる．

D. 健康行動の実践・継続に向けた食生活支援のポイント

健康行動の実践・継続に向けた食生活支援についてまとめたものを図10.16に示す．

対象者の健康行動を実践・継続させるためには，日常生活に取り入れやすく成果の上がる方法で対象者が改善効果を実感しながらモチベーションを維持していくことが大切となる．効果的な食生活支援においては，次の4つがポイントとなる．

（1）エネルギーコントロールの「鍵」となる食行動を共に考える

（2）エネルギーコントロールの評価は，エネルギーの絶対値ではなく，体重の変化量を用いる

（3）食生活の変容に向けて，対象者自身が日常の中で工夫ができ，実施可能でわかりやすい行動目標を設定するための支援を行う

（4）家族や職場からの支援に加え，対象者が暮らす食・生活環境も踏まえた「健康的な食物を入手しやすい環境（食物へのアクセス）や適切な食に関する情報が得やすい環境（情報へのアクセス）」も考慮する．

Step 1：準備性や問題行動を明確にする

➤ 健診結果の受け止め方や食・生活改善への意欲，現在の食・
生活上の努力や取り組みを確認する．

支援状況チェック
✓対象者の思いを聴きとっているか
✓食事内容（栄養素・食物）と食べ方（食行動）の
両方をアセスメントしているか

Step 2：行動ときっかけ（刺激）との関係を分析する

➤ どんなときに，何をきっかけにして起こるか？
➤ その結果，どのように感じるか，周りの反応は？

支援状況チェック
✓誘惑場面は人それぞれ異なることに留意しているか
✓自信が低い場面を確認しているか

Step 3：行動目標を設定し，実行する

➤ 何をしたら効果がでそうか，何なら実行できそうか？
➤ 効果が期待できる程度の「無理のない」目標か？

支援状況チェック
✓実現可能な目標を対象者が自己決定できたか
✓内容は具体的で，自己の振り返りが可能か

Step 4：結果とプロセスを確認しながら，続ける

➤ セルフモニタリングをし，変化を実感しているか？
➤ 決めた目標以外に自分なりの工夫をしているか？
➤ 誘惑や障害への対策ができているか？
➤ 取り組みを肯定的にとらえているか？

支援状況チェック
✓本人の工夫や努力を褒めたり，共感したか
✓気持ちや体調などの変化に気づくように促したか

図 10.16　食生活支援の流れ
［厚生労働科学研究，標準的な健診・保健指導プログラム【改訂版】および健康づくりのための身体活動基準 2013 に基づく保健事業の研修手法と評価に関する研究，研修会講師用コア教材（PPT など），実践者育成研修プログラム＜技術編＞各論（食生活）より改変］

E. 特定保健指導：個別指導の事例

　特定保健指導では，対象者の検査データや生活背景，生活習慣，意識・態度，知識などを把握しながら，対象者の行動変容ステージに応じた指導が求められる．事例 3 の階層化から初回面談における減量目標と行動目標設定までの支援を通して，個別指導の進め方について理解しよう．

　　［厚生労働科学研究，「標準的な健診・保健指導プログラム【改訂版】及び健康づくりのための身体活動基準 2013 に基づく保健事業の研修手法と評価に関する研究」研修会講師用コア教材（PPT 等），実践者育成研修プログラム＜技術編＞総論を参考に設定］

【事例3】階層化から初回面談における減量目標と行動目標設定までの支援
山中Ｋ司さん　45歳男性　会社員（事務職）

【特定健診結果】

身長	174.0	cm
体重	80.5	kg
BMI	26.6	kg/m²
腹囲	100	cm
血圧	138/85	mmHg
空腹時血糖	116	mg/dL
HbA1c（NGSP）	5.8	%
HDL コレステロール	42	mg/dL
LDL コレステロール	110	mg/dL
中性脂肪	186	mg/dL
AST	17	U/L
ALT	16	U/L
γ-GT	50	U/L

【標準的な質問票結果】

服薬：なし

既往歴：なし

喫煙習慣：10本／日程度

飲酒習慣：ほぼ毎日（缶ビール 350 mL を 2 本）

体重変化：20歳から 10 kg 以上増加,

最近 1 年間で 3 kg 以上増加

運動習慣：なし

食習慣：食べる速度が速い

生活習慣改善意欲：「6 か月以内に運動や食事などの生活
習慣を改善しようと思っている」

①　健診結果から対象者の保健指導レベルを確認した.

STEP1　腹囲　基準以上

STEP2　A 血糖　リスクあり

　　　　B 脂質　リスクあり

　　　　C 血圧　リスクあり

　　　　＋D 喫煙歴　あり　　　　　　　⇒「積極的支援」に該当

②　保健指導の初回面談時に把握したいことを事前に挙げておき，本人に確認した．聞き取った内容を「対象者を理解するシート」（表 10.12）に整理した.

＜確認したい内容＞

普段の食事内容，食事時間，欠食の有無，間食・アルコールの摂取，普段の仕事内容，休日の過ごし方，身体活動量，健康観，家族歴，生活習慣改善に対する意欲，知識など

＜面談で確認した内容＞

　山中Ｋ司さんは，会社の事務職員として勤務しており，普段はデスクワークが中心である．2 年前から主任となり仕事にやりがいを感じている．通勤は，バスを利用している．自宅および勤務先から最寄りのバス停までは徒歩でそれぞれ 5 分程度である．交通の便がよく，自宅近くにはスーパーマーケットやコンビニエンスストア，飲食店などが立ち並ぶ地域に住んでいる．運動習慣はなく，食事も特に気を使っていない．平日は仕事で帰りが遅くなるため，夕食は夜 9 時以降になることがほとんどである．スーパーマーケットやコンビニエンスストアの弁当や総菜，外食，インスタント食品をよく利用している．朝ごはんを食べない日が多く，休日は昼頃まで寝ている．毎朝，会社近くのコンビニエンスストアで缶コーヒーを買って飲むのが日課になっている．休みの日は，テレビを見たりゲームをして過ごし，あまり外出しない．30 歳代後半から体重が増えはじめ，最近の 1 年間で 3 kg ほど増加した．体重増加は自覚しているが，今まで大きな病気をしたことがなく，自覚症状もないため特に気にしていなかった．今回はじめて積極的

支援に該当し，少し不安に思っている．父親は糖尿病歴があり，肺がんで1年前に他界した．母親は，脂質異常症を治療中である．父親が愛煙家で肺がんになったことから，母親からはタバコをやめるように言われたが，1日10本程度吸っている．家族は大事にしたいと思っており，家庭を持ちたい気持ちもあるが，今は仕事中心の単身生活をしている．

表 10.12 事例 3 の「対象者を理解するシート」

	大切にしていること	健康観	健康エピソード	身近な人の病気
	仕事で成果を出すこと，家族を大事にすること	今まで大きな病気にかかったことがなかったので，特に気にしていない	既往歴なし 体格は昔からがっちりしている	父：糖尿病，肺がん 母：脂質異常症
	仕事	**家庭**	**地域**	**趣味・仲間**
生活背景	事務職（主任） 残業が多い	一人暮らし	スーパーマーケットやコンビニエンスストア，飲食店が多く，交通の便がよい	ゲーム
	食生活	**運動**	**喫煙**	**その他**
生活習慣	・朝食を欠食する日が多い ・夕食は夜9時頃 ・スーパーマーケットやコンビニエンスストアの弁当，総菜，外食，インスタント食品を利用 ・毎朝缶コーヒーを飲む ・早食い ・缶ビール 350 mL×2 本	運動習慣なし	1日10本くらい吸っている	
身体状況	30歳代後半から体重が増加，最近1年間で体重3kg増加 腹囲 100 cm，BMI 26.6 kg/m²			

③ 面談により対象者の現状を把握したうえで，減量目標を設定し食事と運動の行動目標を設定した．
　このまま放置すると，動脈硬化を発症する危険性があり，仕事にも影響が出る可能性があることを伝えた．まずは腹囲を減らすための目標を立てることについて説明した．

管理栄養士）山中さん，これから6か月のプログラムで内臓脂肪を減らしていくのですが，腹囲1 cmは体重でいうと約1 kgになります．6か月で何 cmくらい減らしたいと思いますか．確実にじっくり取り組みたい場合は，月に0.5 cm（体重0.5 kg）減らしていくのが目安になります．もう少し頑張りたい場合は，月に1 cm（体重1 kg），もっと早く成果を出したい場合は，月に2 cm（体重2 kg）減らすのが目標となります．いかがですか．

山中さん）　んー，そうですね．普段運動も食事も気を遣っていないので，急に生活を変えるのは難しいように思います．今，お腹周りが100 cmでしたよね・・・．せめて2桁には戻したいから月に1 cmを目標にしてみようかな．

管理栄養士）いいですね．では，月に1 cm減らすことを目標に計画を立ててみましょう．ちなみに，ご自宅に体重計はありますか．毎日測定して記録すると成果がわかりやすいです．

山中さん）　実家に使っていないものがありますので，それを借りてこようと思います．

管理栄養士）そうですね．減量に前向きに取り組もうとされてらっしゃいますね．
　　　　　　山中さん，1日に減らすエネルギーは約230 kcalになりました．これを運動と食事で減らしていきたいと思います．体を動かすことによって消費できるエネルギーは，こちらの表（図10.15）のとおりです．山中さんの今の体重は，80 kgくらいですので，普通歩行ですと10分で約30 kcal消費します．早歩きなら，40 kcal消費します．今より歩く時間

を増やすことはできますか.

山中さん）　そうですね，仕事が忙しいので運動の時間は取れそうにありません.

管理栄養士）通勤の時にバスに乗る時間を減らして歩く距離を増やすことはできますか.

山中さん）　それならできそうです．今より片道10分多く歩くようにして，往復20分歩けるようにしてみます.

管理栄養士）毎日の歩数を記録すると活動量を把握できていいですよ.

管理栄養士）1日に20分歩く時間を増やせれば，60 kcalは消費できますね．そうすると230 kcalから60 kcalを引いて残りの170 kcalは，食事から減らしていきましょう．今の食生活をうかがっていると，毎日晩酌に350 mLの缶ビールを2本飲んでおられるようですね．缶ビール1本は約150 kcalになります．他におつまみやお菓子などを食べられることはありますか.

山中さん）　缶ビールって結構エネルギーがあるんですね．知らなかったです．ビール好きなので減らすのはつらいけど，1本だけにしてみようかな．おつまみは，チーズとか柿ピーナツを買うことが多いです．スナック菓子を無性に食べたくなる時があります.

管理栄養士）缶ビールを1本にすれば，170 kcalのうち150 kcal減らせますので，あともう少しですね．おつまみの種類にもよりますが，チーズ1個（18 g）で60 kcal，柿ピーナツは1袋（約30 g）で150 kcalくらいあります．少量でもエネルギーが高いですので，これらの量を減らす代わりに，野菜料理を1品増やせると栄養的にもいいです．市販食品には，栄養成分表示が書かれていますので，購入する際にエネルギーを確認してみてはどうでしょうか.

山中さん）　普段，夕食の他におつまみなどを150 kcalは食べていると思います．おつまみを50 kcalまで減らすというのでもいいですか.

管理栄養士）いいですよ．まずは，1週間やってみて達成状況を確認しながら取り組んでいきましょう.

こうして，山中K司さんは，1か月に腹囲1 cm，体重1 kgを減らすことを目標に，毎日体重測定を行い，運動と食事の行動目標に取り組むこととなった．面談終了時に表10.13を渡し，体重や行動目標の達成状況は毎日記録し，定期的に管理栄養士が達成状況を確認し6か月間支援することとした.

表10.13　事例3の「目標設定内容記入シート」

	お名前	山中　K司　　様		担当管理栄養士		●●　▲▲	
(1)	現在の腹囲と体重		腹囲	100 cm	体重	80.5 kg	
(2)	6か月後に達成したい目標値		腹囲	94 cm	体重	74.5 kg	
	1か月あたりの目標		腹囲	1 cm 減	体重	1 kg 減	
(3)	目標までに減らさなければならないエネルギー	腹囲　1 cm　×　7000 kcal　=　7000 kcal					
(4)	1日あたりに減らすエネルギー	7000 kcal　×　30日　=　約230 kcal					
(5)	エネルギーの減らし方	運動	60 kcal				
		食事	170 kcal				
行動目標	運動	毎日20分以上歩く					
	食事	ビールは1本までにする					
	食事	おつまみは50 kcalまでにする					

【事例 3】のその後

継続的に生活習慣の改善に取り組むには，健康行動を後押しする社会資源も活用する．事例 3 で紹介した山中 K 司さんのその後の様子をみてみよう．

山中 K 司さんは，初回面談で立てた行動目標を守り，1 か月間は歩く時間を 1 日 20 分増やし，好きなビールも缶 2 本（700 mL）から 1 本（350 mL）に減らして順調に減量していた．減量に対する自信も芽生え，3 か月目を過ぎたころから食事内容にも興味を持ち始め，もっと成果を上げるにはどのような工夫をしたらよいか相談があった．夕食のアルコールとおつまみを減らしたことで朝の目覚めがよくなり朝食を摂ろうと思えるようになったが，料理が苦手なため自分で作ることが難しい．そこで，コンビニエンスストアや外食を利用した方法を検討することになった（表 10.14）．

表 10.14　事例 3 の追加目標と活用可能な社会資源

3 か月目で追加設定した目標	活用できる社会資源
(1) 朝食を毎日食べる	・朝定食のある飲食店を利用する ・前の日にコンビニエンスストアなどで朝食を買っておく
(2) 野菜を毎食 1 皿以上食べる	・野菜料理がついたメニューを選ぶ ・コンビニエンスストアなどを利用する場合は，サラダや和え物などの野菜料理を選ぶ

この他，食事管理のアプリを利用して栄養バランスを毎日確認できるようなサービスを利用したり，初心者向けの料理教室への参加を促すのもよい．

運動量を増やすために，スポーツジムなどの運動施設や近くの河川敷や公園などを歩いたりジョギングするなどの活用もできる．自分の趣味を活かして楽しみながら取り組める工夫があるとさらに行動変容が継続しやすい．

ワーク 10-8　積極的支援の対象者に初回面談を行い，減量目標と行動目標を設定するロールプレイを実践する

① 【事例 4】について，対象者の検査値や標準的な質問票，食生活習慣の回答内容から対象者の現状を【ワークシート 10-8-1】に記入する．記入できなかったところや対象者に詳しく確認したい事項を事前に考えておく．
② 対象者役，管理栄養士役，観察者役の 3 人 1 組となる．
③ 対象者役は事例の今村 Y 子さんになり切って初回面談を受ける．日常の様子に示されている内容からイメージを膨らませて細かい部分は自分でアレンジして答えてよい．
④ 管理栄養士役は，目標設定の支援を行い，設定した目標や対象者の状況を【ワークシート 10-8-1】と【ワークシート 10-8-2】の保健指導報告書に記入する．対象者には，目標設定の内容を【ワークシート 10-8-3】に記入させる．
⑤ ロールプレイ終了後に，対象者役，管理栄養士役，観察者役はそれぞれ【ワークシート 10-8-4】の振り返りシートに記入する．

【事例4】

　今村 Y 子さん　49 歳女性　主婦　喫煙なし

【検査値】

　身長 157.0 cm，体重 62.1 kg，BMI 25.2 kg/m²，腹囲 92.0 cm，血圧 114/75 mmHg，HDL コレステロール 47 mg/dL，LDL コレステロール 165 mg/dL，中性脂肪 313 mg/dL，空腹時血糖 112 mg/dL，HbA1c 5.4%，AST 34 U/L，ALT 41 U/L，γ-GT 39 U/L

【標準的な質問票】（表 10.15）

　服薬なし，既往歴なし，20 歳の時から体重が 10 kg 以上増加している

　運動習慣なし，歩く速度は遅い，最近 1 年間で 3 kg 以上増えた

　食べる速度は普通，夕食時に間食を食べることが週 3 回以上ある

　朝食欠食なし，アルコールはほとんど飲まない（1 日 1 合未満）

　6 か月以内に運動や食事などの生活習慣を改善しようと思っている

表 10.15　事例 4 の今村さんの回答

2.　食生活習慣		
2-1	1 日の食事時間はだいたい決まっていますか．	①はい　②いいえ
2-2	朝食をほぼ毎日とりますか．	①はい　②いいえ
2-3	寝る前 2 時間は何も食べないようにしていますか．	①はい　②いいえ
2-4	食事はよく噛んでゆっくり食べるようにしていますか．	①はい　②いいえ
2-5	食事のバランス（ごはん・麺などの主食，肉・魚などの主菜，おひたし・サラダなどの副菜）を考えて食べていますか．	①はい　②いいえ
2-6	糖分の入った飲み物を習慣的に飲みますか．	①飲まない　②飲む
2-7	習慣的に間食をしますか．	①食べない　②食べる
2-8	塩分の多い食材（麺類，佃煮，漬物，梅干し，干物，練製品等）や濃い味付けのものを毎日食べていますか．	①食べない　②食べる
2-9	外食，惣菜，市販の弁当を習慣的に食べますか．	①食べない　②食べる
2-10	食事は主に，誰が作りますか．	①自分　②自分以外

【日頃の様子】

　これまでにダイエット経験が数回ある．いずれも極端な食事制限をして，リバウンドした．なんとか 20 歳の頃の体重に戻したいと思っている．小腹がすくと，つい菓子類をつまむことが 1 日に数回ある．特に入浴後にアイスクリームを食べることが楽しみ．運動不足は感じているが，特に何もしていない．子育てに忙しく，時間の節約のため買い物は車を利用することが多い．

【ワークシート 10-8-1】事例 4 の「対象者を理解するシート」

	大切にしていること	健康観	健康エピソード	身近な人の病気
生活背景	仕事	家庭	地域	趣味・仲間
生活習慣	食生活	運動	喫煙	その他
身体状況				

【ワークシート 10-8-2】保健指導報告書（初回面談）

	お名前	今村　Ｙ子　様		担当管理栄養士		
(1)	現在の腹囲と体重	腹囲	cm	体重	kg	
(2)	6 か月後に達成したい目標値	腹囲	cm	体重	kg	
	1 か月あたりの目標	腹囲	cm 減	体重	kg 減	
(3)	目標までに減らさなければならないエネルギー	腹囲	cm × 7000 kcal =		kcal	
(4)	1 日あたりに減らすエネルギー		kcal × 30 日 =		kcal	
(5)	エネルギーの減らし方	運動	kcal			
		食事	kcal			
行動目標						
その他						

【ワークシート 10-8-3】事例 4 の「目標設定内容記入シート」

	お名前	今村 Ｙ子 様		担当管理栄養士		
(1)	現在の腹囲と体重	腹囲	cm	体重		kg
(2)	6 か月後に達成したい目標値	腹囲	cm	体重		kg
	1 か月あたりの目標	腹囲	cm 減	体重		kg 減
(3)	目標までに減らさなければならないエネルギー	腹囲	cm × 7000 kcal =		kcal	
(4)	1 日あたりに減らすエネルギー		kcal × 30 日 =		kcal	
(5)	エネルギーの減らし方	運動	kcal			
		食事	kcal			
行動目標						

【ワークシート 10-8-4】保健指導の振り返りシート

担当した役割	□対象者役　　□管理栄養士役　　□観察者役
保健指導の進め方 （よかった点，改善点）	
保健指導によって生活習慣の改善に対する対象者の気持ちにどのような変化があったか	
行動目標は，毎日評価できる具体的な目標が設定できたか	
感想	

【巻末資料】

1～5の番号は食品番号表の頭の数字であり、3の砂糖類、14の油脂類、17の調味料については B「調味料・油脂・砂糖類」[食品番号表] に示した。[厚生労働省. 平成29年国民健康・栄養調査食品番号表より抜粋]

A. 目安量・重量換算表

1. 穀類 目安量・重量換算表

食品名	目安単位	目安重量(g)	備考
米（精白米）	1合(180cc)	150	
めし	子ども茶碗1杯	100	
	中茶碗1杯	140	
	大茶碗1杯	230	
	どんぶり1杯	250	
おにぎり（うるち米製品）	1個	100	
焼おにぎり（うるち米製品）	1個(小)	50	
	1個(中)	80	
もち（丸直径5.5cm）	1個	40	
もち（角7×4×1.5cm）	1個	50	
きりたんぽ	1個(中)	80	
コーンフレーク	1食分	40	
麩	1個	6	
小町麩	1個	0.4	
食パン	1斤	360	
	10枚切り1枚	35	
	8枚切り1枚	45	
	6枚切り1枚	60	
	4枚切り1枚	90	
ロールパン	1個	30	
クロワッサン	1個	40	
ぎょうざ皮（直径8cm）	1枚	6	01074 ぎょうざ皮に置き換え
しゅうまい皮（直径10cm）	1枚	9.5	
春巻き皮（19×19cm）	1枚	15	
春巻き皮ミニ（15×15cm）	1枚	7.5	
ワンタン皮（7×7cm）	1枚	3	
ビーフン	1人分	50	
うどん（ゆで）	1玉	230	
冷凍ゆでうどん	1玉	200	
干しうどん（乾）	1人分	80～100	
そうめん・ひやむぎ（乾）	1人分	80～100	
そうめん（乾）	1束	50	
そば（ゆで）	1玉	200	
干しそば（乾）	1人分	80～100	
中華麺（生）	1玉	120	
中華蒸し麺	1玉	150	
即席中華めん	1玉	90	

食品名	目安単位	目安重量(g)	備考
即席中華めん（油揚げ味付け）	1袋	100	
カップメン:ミニ	1個	40	
ヌードルタイプ	1個	80	
カップメン 丼型タイプ	1個	90	
カップメン・焼きそば	1個	120	
焼きそば大盛り	1個	170	
スパゲッティ	1袋	1,000	
	1袋	500	
	1袋	300	
ゆでスパゲッティ	1袋	600	
	1袋	400	
	1袋	200	

2. いも及びでん粉類 目安量・重量換算表

食品名	目安単位	可食部重量(g)	目安重量(g)	廃棄率(%)	備考
こんにゃく	1枚	250	250		
しらたき	1玉	200	200		
えびいも	M1個	213	250	15	表皮
さつまいも（やつがしらと同品種）	L1個	270	300	10	表皮および両端
	M1個	180	200	10	表皮および両端
	S1個	90	100	10	表皮および両端
里いも	L1個	60	70	15	表皮
	M1個	34	40	15	表皮
	S1個	17	20	15	表皮
じゃがいも	L1個	180	200	10	表皮
	M1個	135	150	10	表皮
	S1個	90	100	10	表皮
セレベス（やつがしらと同品種）	L1個	68	80	15	表皮
	M1個	43	50	15	表皮
	S1個	26	30	15	表皮
長いも	L1個	900	1,000	10	表皮、ひげ根
	M1個	720	800	10	表皮、ひげ根
	S1個	540	600	10	表皮、ひげ根
やつがしら	L1個	640	800	20	表皮
	M1個	400	500	20	表皮
	S1個	240	300	20	表皮

4. 豆類 目安量・重量換算表

食品名	目安単位	目安重量(g)	備考
あずき（乾）・いんげんまめ・うずら豆煮豆	1カップ	160	
	1粒	2	
大豆（乾）	1カップ	150	
豆腐	1丁	300	
焼き豆腐	1丁	300	
生揚げ（厚揚げ）	1枚	200	
油揚げ	1枚	30	3個組
油揚げ手揚げ（厚め）	1枚	45	
油揚げ関西風	1枚	120	
がんもどき	1個	100	
凍り豆腐（乾）	1個	16	
	ミニ1個	4	
干し湯葉	1枚	4.5	
納豆	1パック	50	3個組
添付納豆たれ	1個	5	醤油・砂糖・みりんなど
納豆小パック	1パック	30	3～4個組
添付納豆たれ	1カップ	4	醤油・砂糖・みりんなど

5. 種実類 目安量・重量換算表

食品名	目安単位	可食部重量(g)	目安重量(g)	廃棄率(%)	備考
ぎんなん	1個	2	3	25	殻および薄皮
栗	1個	9	13	30	殻（鬼皮）および渋皮（包丁むき）
栗甘露煮	大1個	20	20		
	中1個	15	15		
甘栗	1個	4	5	20	殻（鬼皮）および渋皮
バターピーナッツ	10粒	9	9		

6. 野菜類漬物 目安量・重量換算表〈この部分は食品番号順に並べている〉

食品番号	食品名	可食部重量(g)	目安単位	廃棄率(%)	備考
07022	梅干し	20	大1個	20	核
		10	中1個	20	核
		6	小1個	20	核
06108	しろうり（奈良漬）	10	1切れ		
06139	大根（たくあん）	6	1切れ		
06137	大根（ぬかみそ漬け）	8	1切れ		
06140	大根（守口漬け）	5	1切れ		
06306	らっきょう（甘酢漬け）	10	大1個		
		5	中1個		
		2	小1個		
06323	わさび漬け	16	大さじ1		

6. 野菜類 目安量・重量換算表〈この部分は食品番号順に並べている。 *比重を考慮〉

食品番号	食品名	可食部重量(g)	目安単位	廃棄率(%)	備考
06003	あさつき	5	1本	5	
06007	アスパラガス	120	1束（3～10本）	20	株元
		24	1本（大）	30	株元
		16	1本（細）	20	株元
06009	ホワイトアスパラガス缶詰	160	1缶		内容総量250g
		25	L1本		
		12	M1本		
		7	S1本		
06010	さやいんげん	146	1パック	3	すじおよび両端
		7	1さや	3	すじおよび両端
06012	うど	163	1本	35	株元、葉、表皮
06014	山うど	111	1本	35	株元、葉、表皮
06015	枝豆	200	枝つき1束	60	茎、さや
		138	1袋（枝無し）	45	さや
		2	1さや	45	さや

食品番号	食品名	目安単位	可食部重量(g)	目安重量(g)	廃棄率(%)	備考
06020	さやえんどう	1さや	2	2	9	すじ、両端
06023	グリンピース（さやつき）	1さや	4	8	55	さや
06025	冷凍グリンピース	大さじ1	14	14		
		小さじ1	5	5		
		10粒	4	4		
06032	オクラ	1ネット（8～12本）	85	100	15	へた
06036	かぶ（葉つき）	1束（5個）	130	200	35	根端および葉全体
06048	西洋かぼちゃ	M1個	1,350	1,500	10	わた、種子および両端
06054	カリフラワー	L1個	1,170	1,300	10	わた、種子および両端
		M1個	900	1,000	50	茎葉
06061	キャベツ	L1個	1,275	1,500	15	しん
		M1個	1,020	1,200	15	しん
		葉1枚	50	50		
06065	きゅうり	L1本	118	120	2	両端
		M1本	98	100	2	両端
06072	きょうな	1株	1,700	2,000	15	株元
06077	クレソン	1束	43	50	15	株元
06078	くわい	中1個	16	20	20	皮、芽
06084	ごぼう	L1本	270	300	10	皮、葉柄基部、先端
		M1本	180	200	10	皮、葉柄基部、先端
06086	小松菜	1束	255	300	15	株元
06093	ししとうがらし	1パック（30本）	90	100	10	へた
06095	しそ葉	1束（10枚）	10	10		
06099	春菊	1束（1袋）	198	200	1	基部
06102	しょうが	1茎	18	30	40	皮
06103	しょうがすりおろし	親指大	12～16	15～20		葉、茎
		大さじ1	17	17		
06103	しょうがみじん切り	大さじ1	8	8		
		小さじ1	3	3		
06103	しょうが汁	大さじ1	5	5		
06106	しろうり	1本	225	300	25	わた、両端
06117	せり	1束	84	120	30	根
06119	セロリー	1株（茎身8本）M	910	1,400	35	株元、葉身および表皮
06124	そらまめ（未熟豆）	1さや	5	25	80	さや、種皮
06126	ザーサイ	1株	188	200	6	基部（実測）
06128	かいわれ大根	小1パック	49	75	35	根端および葉柄基部
06132	大根	L1本	1,170	1,300	10	根端および葉柄基部
		M1本	900	1,000	10	根端および葉柄基部
06134	大根おろし	大さじ1	18	18		
06149	たけのこ	L1個	600	1,200	50	竹皮、基部
		M1個	400	800	50	竹皮、基部
		S1個	200	400	50	竹皮、基部
06151	たけのこ水煮缶詰	中1本	50	50		
06153	玉ねぎ	L1個	282	300	6	皮（保護葉）、底盤部および頭部
		M1個	188	200	6	皮（保護葉）、底盤部および頭部
		S1個	113	120	6	皮（保護葉）、底盤部および頭部
06157	たらのめ	1個	70	100	30	木質部、りん片
06160	チンゲンサイ	1株	85	100	15	しん
06173	とうがん（グリーン）	1個	2,450	3,500	30	果皮、わた、へた
06175	とうがん（白）	1本	700	1,000	30	反、わた、へた
	とうもろこし	1本	150	300	50	包葉、めしべ、穂軸
06179	コーン缶詰（クリーム）	大1缶	435	435		
		小1缶	230	230		

食品番号	食品名	目安単位	可食部重量(g)	目安重量(g)	廃棄率(%)	備考
06180	コーン缶詰（ホール）	大1缶	275	275		内容総量435g
		小1缶	145	145		内容総量230g
		大さじ1	16	16		
		小さじ1	6	6		
06182	トマト	L1個	213	220	3	へた
		M1個	165	170	3	へた
		S1個	136	140	3	へた
06183	ミニトマト	L1個	15	15	2	へた
		M1個	10	10	2	へた
06185	トマトジュース	100mL	*103	*103		
06186	トマトミックスジュース	100mL	*103	*103		
06191	なす	L1個	81	90	10	へた
		M1個	72	80	10	へた
		S1個	63	70	10	へた
06191	長なす	1本	117	130	10	へた
06191	こなす	1個	27	30	10	へた、果皮
06193	なばな	1束	350	500	30	株元
06207	にら	1束	200	200	5	株元
06212	人参	L1本	243	250	3	根端および葉柄基部
		M1本	146	150	3	根端および葉柄基部
06217	人参ジュース	100mL	*103	*103		
06223	にんにく	1かけ	6	6	9	茎、りん皮、根盤部
06226	根深ねぎ	1本	60	60	40	茎葉、葉緑部
06226	根深ねぎみじん切り	大さじ1	9	9		
06228	こねぎ	1茎	3	3	10	株元
06228	こねぎ小口切り	大さじ1	5	5		葉、茎
		5本	18	20	10	葉、茎
06233	白菜	大1個	1,880	2,000	6	株元
		小1個	940	1,000	6	株元
06239	パセリ	1束	180	200	10	茎
		1枝	54	60	10	茎
06239	パセリみじん切り	1本	5	5		
		大さじ1	3	3		
		小さじ1	1	1		
06240	はつか大根	1個	11	15	25	根端、葉、葉柄基部
06245	ピーマン	1袋	128	150	15	へた、しんおよび種子
		L1個	34	40	15	へた、しんおよび種子
		M1個	26	30	15	へた、しんおよび種子
		S1個	17	20	15	へた、しんおよび種子
06256	ふき	1本	60	100	40	葉、表皮、しんおよび葉柄基部
06258	ふきのとう	L1個	103	105	2	花茎
06263	ブロッコリー	1個	150	300	50	茎葉
06267	ほうれん草	1束	125	250	50	株元
06274	切りみつば	1束	270	300	10	株元
06276	根みつば	大1束	400	400	35	根および株元
06278	糸みつば	1束	75	75	8	株元
06280	みょうが	M1個	92	100	3	花茎
06283	芽キャベツ	1パック（10～14個）	97	100		
06286	もやし（アルファルファ）	1パック	100	100		
06287	もやし（大豆）	1袋	192	200	4	種皮、損傷部
06289	もやし（ブラックマッペ）	1袋	248	250	1	種皮、損傷部
06291	もやし（緑豆）	1袋	243	250	3	種皮、損傷部
06296	ゆり根	1個	63	70	10	根、りん片および損傷部
06305	らっきょう	1個	5	6	15	根、膜状りん片および両端
06307	エシャレット	1束（8～10個）	60	100	40	株元、りん茎、緑葉部

食品番号	食品名	可食部重量(g)	目安単位	目安重量(g)	廃棄率(%)	備考
06312	レタス	490	M1個	500	2	株元
06313	サニーレタス	90	1株(15枚)	100	10	株元
06315	サニーレタス		L1個			株元
06317	れんこん	282	1節	300	6	節部および皮
06320	わけぎ	240	1束	300	20	株元
06324	生わらび	144	5本	150	4	基部
		71		75	6	

7. 果実類 目安量・重量換算表

食品名	目安単位	可食部重量(g)	目安重量(g)	廃棄率(%)	備考
オリーブピクルス(スタッフド)	1個	3	3		種子および果柄
うんしゅうみかん缶詰	大1缶	234	234		内容総量425g
	小1缶	170	170		内容総量295g
	1ケ	4~8	4~8		
パインアップル缶詰	1切れ	35	35		
もも缶詰(白桃)	1/2割	50	50		
もも缶詰(黄桃)	1/2割	40	40		
干し柿	1個	37	40	8	種子およびへた
ドライプルーン	1個	8	8		核つきの場合廃棄率20%
干しぶどう	カップ1	160	160		
	大さじ1	12	12		
ゆず(全果)	1個	70	70		全果に対する果皮分40% 全果に対する果汁分25%
レモン(全果)	1個	116	120	3	種子およびへた 全果に対する果汁分30%
レモン(果汁)	大さじ1	15	15		1個分17.5g
いちご	L1個	11	11	2	へたおよび果柄
	M1個	9	9	2	へたおよび果柄
	S1個	7	7	2	へたおよび果柄
いちじく	L1個	85	100	15	果皮、果柄
	M1個	64	75	15	果皮、果柄
柿	L1個	218	240	9	果皮、種子およびへた
	M1個	182	200	9	果皮、種子およびへた
	S1個	164	180	9	果皮、種子およびへた
キウイフルーツ	1個	102	120	15	果皮
さくらんぼ(国産)	1個	5	6	15	種子およびへた 果柄

食品名	目安単位	可食部重量(g)	目安重量(g)	廃棄率(%)	備考
アメリカンチェリー	1個	7	8	9	種子および果柄
すいか	1個	68	150	55	果皮、種子
	L1個	3,600	6,000	40	果皮、種子および果柄
	M1個	2,400	4,000	40	果皮、種子および果柄
	S1個	1,000	2,000	50	果皮、種子および果柄
こだますいか	M1個	750	1,500	50	果皮、種子および果柄
すもも	1個	37	40	7	核
なし	L1個	255	300	15	果皮および果しん部
	M1個	213	250	15	果皮および果しん部
なし(新高)	1個	510	600	15	果皮および果しん部
洋なし	M1個	153	180	15	果皮および果しん部
ネクタリン	1個	153	180	15	果皮および核
パインアップル	1個	1,100	2,000	45	はくおよび果しん部
バナナ	L1本(20cm)	138	230	40	果皮および果柄
	M1本(18cm)	117	195	40	果皮および果柄
	S1本(15cm)	84	140	40	果皮および果柄
パパイア	1個	163	250	35	果皮および種子
びわ(生)	1個	35	50	30	果皮、種子およびへた
白桃	1房	240	300	20	果皮および核
	1粒	8	10	20	果皮および核
デラウエア	1房	94	110	15	果皮および果柄
マスクメロン	1個	240	300	20	果皮および種子
プリンスメロン	1個	500	1,000	50	果皮および種子
もも	1個	303	350	15	果皮および核
りんご(陸奥・北斗など)	L1個	213	250	15	果皮および果しん部
	M1個	170	200	15	果皮および果しん部
りんご(つがる・ふじ・王林)	L1個	510	600	15	果皮および果しん部
	M1個	383	450	15	果皮および果しん部
	S1個	255	300	15	果皮および果しん部
	L1個	298	350	15	果皮および果しん部
	M1個	238	280	15	果皮および果しん部
	S1個	170	200	15	果皮および果しん部

食品名	目安単位	可食部重量(g)	目安重量(g)	廃棄率(%)	備考
いよかん	1個	150	250	40	果皮およびじょうのうの子
うんしゅうみかん	L1個	108	135	20	果皮
	M1個	88	110	20	果皮
	S1個	48	60	20	果皮
	L1個	101	135	25	じょうのう膜
	M1個	83	110	25	果皮およびじょうのう膜
	S1個	45	60	25	果皮およびじょうのう膜
バレンシアオレンジ	1個	114	190	40	うす皮および種子
きんかん	1個	9	10	6	種子およびへた
グレープフルーツ	1個	315	450	30	果皮、じょうのう膜
夏みかん	1個	165	300	45	果皮およびじょうのう膜
はっさく	1個	163	250	35	果皮、種子およびじょうのう膜

9. 藻類 目安量・重量換算表

食品名	目安単位	目安重量(g)	備考
青のり	大さじ1	2.5	
焼きのり	1枚	3	
味付けのり	1袋(12切5枚)	1.5	9×3.5cm
	1袋(8切8枚)	3	9×5cm
削り昆布	大さじ1	10	
カットわかめ	小さじ1	1	
角寒天	1本(25cm)	8	
のり佃煮	大さじ1	20	
	小さじ1	7	
ところてん ところてんたれ	1パック(1人前)	150	醤油・酢・砂糖など
	1パック(1人前)	18	たれ(醤油・酢・砂糖など)
味付きもずく	1パック(1人前)	70	(内容量100g)

10. 魚介類 目安量・重量換算表

食品名	目安単位	可食部重量(g)	目安重量(g)	廃棄率(%)	備考
あこうだい	1切れ(切り身)	80	80		
あじ	1尾(中)	54	120	55	頭部、内臓、骨、ひれなど
あじ開き干し	1枚(中)	78	120	35	頭部、骨、ひれなど
いさき	1尾(中)	138	250	45	頭部、内臓、骨、ひれなど
いぼだい	1尾	66	120	45	頭部、内臓、骨、ひれなど
めざし	1尾	13	15	15	頭部、ひれなど
しらす干し(微乾燥品)	大さじ1	7	7		
しらす干し(半乾燥品)	大さじ1	5	5		
たたみいわし	1枚(10×13cm)	5	5		
うなぎかば焼	1人前	100	100		
干しかれい	1枚(25cm)	84	140	40	頭部、骨、ひれなど
塩さけ	1切れ(切り身)	80~100	80~100		
イクラ	大さじ1	17	17		
さんま	1尾	98	140	30	頭部、内臓、骨、ひれなど
ししゃも生干し	1尾	14	15	10	頭部およびびれ
たらこ	1腹(9cm)	10	~20	10	頭部およびびれ
でんぶ	大さじ1	6	6		

8. きのこ類 目安量・重量換算表

食品名	目安単位	可食部重量(g)	目安重量(g)	廃棄率(%)	備考
乾燥きくらげ	1個	1	1		
干ししいたけ	1個	2	2	20	柄全体
えのきたけ	1袋	85	100	15	柄の基部(いしづき)
しいたけ(生)	1個(トレー)	95	100	5	柄の基部(いしづき)
	L1個	16	17	5	柄の基部(いしづき)
	M1個	12	13	5	柄の基部(いしづき)
	1袋(トレー)	75	100	25	柄全体
しめじ(ぶなしめじ)	L1個	13	17	25	柄の基部(いしづき)
	M1個	10	13	25	柄の基部(いしづき)
	大1パック	180	200	10	柄の基部(いしづき)
	小1パック	90	100	10	柄の基部(いしづき)
なめこ	1袋	100	100		
ひらたけ	1パック	92	100	8	柄の基部(いしづき)
まいたけ	1パック	90	100	10	柄の基部(いしづき)
マッシュルーム(生)	1パック	95	100	5	柄の基部(いしづき)
	L1個	14	15	5	柄の基部(いしづき)
	M1個	10	10	5	柄の基部(いしづき)
マッシュルーム(水煮缶詰)	大1個	10	10		
まつたけ	中1個	29	30	3	柄の基部(いしづき)

11. 肉類　目安量・重量換算表

食品名	目安単位	可食部重量(g)	目安重量(g)	廃棄率(%)	備考
かずのこ・塩蔵（水戻し）	1本	10	10		
あさり（殻付き）	大1個	5	12	60	貝殻
	中1個	3	8	60	貝殻
しじみ（殻付き）	1カップ	52	208	75	貝殻
かき	1個	2	3	75	貝殻
	むきみ1個	15	15		
はまぐり	1個（殻付き）	15~20	15~20		貝殻
あまえび	1個（殻付き）	20~60	50~150	60	頭部、殻、尾
	1尾（正味）	~5	~5		
いせえび	1尾（殻付き・中）	60~90	200~300	70	頭部、殻、内臓、尾部など
くるまえび	1尾（有頭・大）	32	70	55	頭部、殻、尾部など
	1尾（有頭・小）	11	25	55	頭部、殻、尾部、内臓など
さくらえび（素干し）	大さじ1	4	4		
大正えび	1尾（有頭・大）	27	60	55	頭部、殻、尾部など
	1尾（無頭・小）	20	20		
芝えび	1尾（有頭）	4~5	8~10	50	頭部、殻、尾部など
ブラックタイガー	1尾（有頭・大）	70	70		
かつお削り節	大1袋	5	5		
	小1缶	3	3		
鮭水煮缶詰	大1缶	180	180		
ツナ缶	大1缶	165	165		
	小1缶	80	80		
かに風味かまぼこ	1本	15	15		
かまぼこ	1本	145	145		
竹輪	大1本	95	145		
	中1本	30	30		
だて巻	1切れ（2cm）	30	30		
つみれ	1個	20	20		
はんぺん	大1枚	120	120		
	小1枚	60	60		
魚肉ソーセージ	大1本	90	90		箱入り、子ども向け
	小1本	14	14		

12. 卵類　目安量・重量換算表

食品名	目安単位	可食部重量(g)	目安重量(g)	廃棄率(%)	備考
鶏卵（全卵）	L1個	55 / 57	65	15 / 13	付着卵白を含む / 卵殻
鶏卵（全卵）	M1個	43 / 44	50	15 / 13	付着卵白を含む / 卵殻
鶏卵（卵黄）	1個	17	17		
鶏卵（卵白）	1個	28	28		
鶏卵水煮缶詰	1個	35	35		
うずら卵	1個	13 / 13	15	15 / 12	付着卵白を含む / 卵殻
うずら卵水煮缶詰	1個	8	8		
ピータン（あひる卵）	1個	36 / 55	65 / 65	45 / 15	泥状物および卵殻 / 卵殻

13. 乳類　目安量・重量換算表（＊比重考慮）

食品名	目安単位	目安重量(g)	備考
普通牛乳	1 L	*1,030	成分表の備考欄では 100 mL = 103 g
	500 mL	*515	
	200 mL	*206	
	大さじ1杯	15	
	小さじ1杯	5	
加工乳濃厚	200 mL	*208	
加工乳低脂肪	200 mL	*208	
脱脂乳	200 mL	*208	
乳飲料コーヒー	200 mL	*210	
乳飲料フルーツ	200 mL	*210	
脱脂粉乳	カップ1杯	90	
	大さじ1杯	6	
	小さじ1杯	2	
生クリーム	カップ1杯	*210	
	大さじ1杯	15	
	小さじ1杯	5	
コーヒーホワイトナー液状	カップスプーン入り1個	3	
コーヒーホワイトナー粉末	大さじ1	5	
	小さじ1	1	
	ティースプーン山盛り1	2	
ヨーグルト（全脂無糖）	大1個	500	プレーンタイプ
ヨーグルト（加糖）	ミニカップ1個	70	
	カップ1個	130	
ヨーグルトドリンク	240 mL（紙パック細長タイプ）	*259	
乳酸菌飲料（乳製品）	125 mL	*135	発酵乳
	65 mL	*70	
乳酸菌飲料（非乳製品）	200 mL（紙パック普通）	*216	
	100 mL（紙パック小）	*108	
乳酸菌飲料殺菌乳製品	80 mL	*86	希釈後使用
粉チーズ（パルメザンチーズ）	カップ1杯	90	
	大さじ1杯	6	
	小さじ1杯	2	
プロセスチーズ	6Pチーズ1個	25	
	スライス1枚	18	
アイスクリーム	カップ1杯（120 mL）	*105	
	ミニカップ1個	62	
ラクトアイス	カップ1個	80	
	バータイプ普通1個	90	
	バータイプ小1個	50	
アイスキャンデー	バータイプ普通1個	50	
	バータイプ小1個	30	

15. 菓子類　目安量・重量換算表

食品名	目安単位	目安重量(g)	備考
キャンデー	1個	3~5	
キャラメル	1個	5	
チョコレートミルク（板チョコ）	1枚	50	
アーモンド入りチョコレート	1粒	5	
チョコレート	1個	75	
アップルパイ	1個	100	
あんパン	小1個	65	
クリームパン	ミニ1個	35	1袋6~7個入り
	1個	60	
ジャムパン	ミニ1個	35	1袋6~7個入り
チョコロロ	1個	100	
デニッシュペストリー	1個	80	
スナック（小麦粉あられ）	1袋	50~100	
スナック（コーン系）	小1袋	90	
ポテトチップス	1袋	25	
ウエハース	1袋	80	
ビスケット（ハード）	1枚	9.0	
ビスケット（ソフト）	1枚	2.5	
中華風クッキー	1枚	6	
クラッカー（オイルスプレー）	1枚	10	
クラッカー（ソーダ）	1枚	40	
バイパイ	1枚（長）	3.3	
	1枚（短）	6	
フレッツェル	1箱	14	
衛生ボーロ	1本	6	
マロングラッセ	10粒	90	
カステラ	1切れ	1.5	
ショートケーキ	特大1切れ	5	
マドレーヌ	大1切れ	20	
シュークリーム（バタークリーム）	1個	50	
シュークリーム	1個	140	
イーストドーナッツ	1個	100	
ケーキドーナッツ	1個	25	
カスタードプリン	1個	90	3連タイプ
ゼリー・オレンジ	1個	35	
ゼリー・コーヒー	1個	65	
ゼリー・ミルク	1個	2	
ワッフル・ワイン	1個	130	
ワッフル・カスタード	1個	80	
ワッフル・ジャム	1個	90	
八つ橋	1個	50	
南部煎餅・ごま	1枚	40	
南部煎餅・ピーナッツ	1枚	10~15	
揚げせんべい	大1枚	10~15	
塩せんべい	大1枚	5	
薄焼きせんべい	大1枚	12	
今川焼き	1個	90	
たい焼き	1個	100	

A. 和生菓子類

食品名	目安単位	目安重量(g)	備考
かしわもち	1個	80	
草もち	1個	50	
桜餅関東	1個	50	道明寺種
桜餅関西	1個	50	道明寺種
大福もち	1個	100	
くし団子あん	1本	80	
くし団子しょうゆ	1本	80	たれ付き
どらやき	1個	80	
あん入り生八つ橋	1個	25	
ねりきり	1個	45	
蒸しまんじゅう	1個	45	
あんまん	大1個	150	
肉まん	大1個	150	
練りようかん	1切れ	100	
水ようかん(缶詰)	1個	80	

16. 嗜好飲料類 目安量・重量換算表（*比重考慮）

食品名	目安単位	目安重量(g)
ワイン	ワイングラス1杯	80
ウイスキー	シングル1杯	*29
焼酎	100mL(35度)	*95.2
	100mL(25度)	*95.8
抹茶(粉末)	カップ1杯	*97.0
	小さじ1杯	110
	大さじ1杯	6
昆布茶(粉末)	ティースプーン1杯	2
インスタントコーヒー(粉末)	小さじ1杯	4
	大さじ1杯	2
	ティースプーン山盛り1杯	3
ココア(粉末)	小さじ1杯	2
	カップ1杯	1
ミルクココア(粉末)	大さじ1杯	90
	小さじ1杯	6
	大さじ1杯	2
	小さじ1杯	6
	ティースプーン山盛り1杯	4
その他の缶飲料	ティースプーン1杯	2
	500mL缶	500
	350mL缶	350
	250mL缶	250
	195mL缶	195
	165mL缶	165
ペットボトル飲料	500mL	500
	350mL	350
	100mL	*117
	100mL	*103
	100mL	*126

日本酒・ビール 目安量・重量換算表（*比重考慮）

食品名	目安単位	目安重量(g)
日本酒	1台	180
ビール	小缶 (135mL)	*136
	小缶 (250mL)	*253
	普通缶 (350mL)	*354
	大缶 (500mL)	*505
	大瓶1本 (633mL)	*639
	大ジョッキ1杯 (500mL)	*505
	中ジョッキ1杯 (400mL)	*404
	小ジョッキ1杯 (250mL)	*253

食塩・調味料類 目安量・重量換算表

食品名	小さじ1 (g)	大さじ1 (g)	カップ1 (g)	1つまみ・1ふり	0.5〜1.5・0.1〜1	その他
食塩・精製塩	6	18	240			
天然塩・並塩（粗塩）	5	15	180		5	塩分：甘みそ6.1%、赤色辛みそ12.4%、淡色辛みそ13%、麦みそ10.7%、豆みそ10.9%、減塩みそ6.1%
みそ	6	18	230			
酢	5	15	200		5	
ウスターソース	6	17		1かけ	5	塩分8.4%
中濃ソース	6	17			6	塩分5.8%
濃厚ソース	5	15	210		12	塩分5.6%
トマトピューレー	5	15	230	スティック1本	12	塩分0.4%
トマトケチャップ	5	15		スティック1本		塩分3.3%
マヨネーズ	4	12	190			塩分：卵黄型2.3%、全卵型1.8%
分離型ドレッシング	6	17		1皿分	20	塩分3.0%
ノンオイルドレッシング	5	15		1袋	140	塩分7.4%
カレー粉	2	6	80	1缶	295	
マーボー豆腐の素	6			1袋	9	塩分40.6%
ミートソース				1個	5	塩分43.2%
練りからし	3	9				塩分42.0%
顆粒風味調味料[和風だしの素]	2	6	80			
固形コンソメ	2	6	110			
ガラスープの素（顆粒）	1	3	40			
オートミール	3	9	130			
小麦粉（薄力粉・強力粉）	2	6	100			
生パン粉・パン粉	3	9	130			
片栗粉（じゃがいもでんぷん）	3	9	160			
コーンスターチ	3	9	130			
上新粉	5	15	210			
道明寺粉	3	9	130			
ごま	4	12	150			
練りごま						
粉ゼラチン						
ベーキングパウダー						

B. 調味料・油脂・砂糖類　目安量・重量換算表

食品名	小さじ1 (g)	大さじ1 (g)	カップ1 (g)	目安単位	目安重量(g)	参考
上白糖	3	9	130	1つまみ	0.2	
グラニュー糖	4	12	180	スティック1本	6	
				スティック1本	3	
ざらめ糖	5	15	200			
角砂糖				1個	4〜5	
水あめ・はちみつ	7	21	280			
ジャム	7	21	250			
マーマレード			270			
油	4	12	180			塩分：有塩1.9%、発酵1.3%
バター	4	12	180			
マーガリン（ソフトタイプ）（ファットスプレッド）	4					
ラード	5					
ショートニング	4	12	170			
	4	12	160			
ワイン	5	15	200			塩分0.2%
酒	5	15	200	1合	180	
本みりん	5	18	230			塩分：濃口14.5%、薄口16.0%、減塩7.9%
みりん風調味料	6	19	250			
しょうゆ	6	18	236	1かけ / 小袋 (5mL)	3〜5 / 6	

C. 調味料の割合・吸油率表

[和え物]

素材重量 *100gに対する重量割合（%）

種類	調理前の素材重量に対する塩分パーセント	17007 しょうゆ	17045 みそ	17012 塩	3003 砂糖	17015 酢	その他
おひたし	0.8%	6					
からし和え、わさび和え	0.8%	6			3		わさびからし省略
ごま和え	0.8%	6					ごま3
ピーナッツ和え	0.8%	6			2	5	ピーナッツ8
三杯酢和え	0.8%	6			4		
甘みそ和え	1.0%		8		4	8	
酢みそ和え	1.0%		8		5	8	
マヨネーズ和え	0.8%			0.8			マヨネーズ15
白和え *2	1.0%			0.5			とうふ50 ごま15
		4		1	10		

食品番号：とうふ4034、ごま5018、ピーナッツ5035、マヨネーズ17043

【煮物】

種類	素材重量に対する塩分パーセント	17007 しょうゆ	17045 みそ	3003 砂糖	14006 油	備考（素材重量 *1 100gに対する重量割合 (%)）
煮物 1.2％塩分（通常）	1.2%	8		3		しょうゆと塩の割合は、適宜考慮する。酒 省略可
煮物 3％塩分（濃い）	3.0%	21		5		しょうゆと塩の割合は、適宜考慮する。酒 省略可
佃煮	6.0%	42		0〜8		
煮物、炒め煮	1.0%	7		3	3	しょうゆと塩の割合は、適宜考慮する。酒 省略可
みそ煮	1.5%		12	5		

食品番号：みりん16025

【炒め物・焼き物】

種類	素材重量に対する塩分パーセント	17012 塩	17007 しょうゆ	3003 砂糖	17045 みそ	14006 油	その他（素材重量 *1 100gに対する重量割合 (%)）
炒め物、ソテー	0.8%	0.8				7	
中華八宝菜（片栗粉あん）	1.0%	0.5	3			7	片栗粉4
塩焼き	1.0%	1.0					
照り焼き	1.0%		7	3			みりん10
みそ焼き	1.0%			8	8		
バター焼き	0.9%	0.8					バター7
ムニエル	0.8%	0.8				7	小麦粉5
卵厚焼き	0.6%	0.6		5		2	

食品番号：小麦粉1015、片栗粉（じゃがいもでんぷん）2034、バター14017、マーガリン14020、みりん16025
ソース・しょうゆなどの卓上調味料の使用に注意

【揚げ物】

種類	素材＋衣 100gに対する吸油率	17012 塩	17007 しょうゆ	17015 酢	3003 砂糖	1015 小麦粉	12004 卵	1079 パン粉	備考（素材重量 *1 100gに対する味 *3 と衣材料の重量割合 (%)）
素揚げ	10%	0.6							
唐揚げ、衣揚げ	10%	0.6				5			
唐揚げ（しょうゆ味）	10%		4			5			
天ぷら・普通衣	10%	0.6				8	5		
天ぷら・厚い衣（かき揚げなど）	15%	0.6				8	8		
フライ・普通衣	15%	0.6				5	5	5	
フライ・厚い衣（串カツなど）	15%	0.6				8	8	8	

ソース・しょうゆなどの卓上調味料の使用に注意
天ぷら・フライの吸油量は、素材と衣の合計重量に吸油率を乗じる

【ご飯もの】

種類	めし＋具に対する塩分パーセント	17012 塩	17007 しょうゆ	17015 酢	3003 砂糖	14006 油	備考（「めし＋具」100gに対する重量割合 (%)）
混ぜ御飯	0.6%	0.6					酒 省略可
混ぜ御飯	1.0%	0.4	4				しょうゆと塩の割合は、適宜 省略可
ピラフ、チャーハン	1.0%	1				7	しょうゆと塩の割合は、適宜考慮する。酒 省略可
寿司飯用合わせ酢 *4	0.5%	0.5		5	3		
冷やし中華汁 *5	0.6%		4	3		1	

【つけだれ・めん類の汁】

たれ・麺類のつゆ汁 100mL中の重量割合 (%)

種類	出来上がり100mL中の塩分パーセント	17007 しょうゆ	17015 酢	17045 みそ	17027 コンソメ	その他
ポン酢	7.3%	50	50			ごま24、砂糖12、酒18
しゃぶしゃぶごまだれ	4.6%	32				ごま5018、めんつゆストレート100
つけめん汁	3.3%					めんつゆストレート70
かけうどん、そば汁	2.3%				5	
ラーメン汁	2.2%				3	
みそラーメン汁	2.3%			8		

食品番号：砂糖3003、ごま5018、酒16001、めんつゆストレート17029

【汁物】

具を含めない汁 100mL中の重量割合 (%)

種類	具を含めない汁100mLに対する塩分パーセント	17007 しょうゆ	17045 みそ	17012 塩	その他
すまし汁	0.6%	3			
すまし汁	0.8%	5			
みそ汁	0.8%		6		
みそ汁	1.0%		8		
みそ汁	1.2%		10		
茶碗蒸しの卵液	0.8%	5			卵25
コンソメスープ	0.6%			0.1	固形コンソメ1

食品番号：卵12004、コンソメ17027
みそ汁1杯分の標準量は汁150mL＋具は約50g（容量と重量の比率はおよそ [1]）

---

*1 「ゆで」「水戻し」などの調理後重量に対して、調味料の重量を推定する場合は、調理による重量変化に注意する
*2 白和え、素材と和え衣の合計重量に対する塩分パーセントである
*3 素材に下味が必要なときの割合
*4 「めし」100gに対する重量割合 (%)
*5 冷やし中華汁は「ゆでめん＋具」100gに対する重量割合 (%)

地域公衆栄養学実習　索引

編者紹介

市川　知美 (いちかわ　ともみ)
　　1998 年　広島女学院大学生活科学部生活科学科卒業
　　2004 年　県立広島女子大学大学院生活科学研究科健康環境専攻修了
　　2021 年　広島大学大学院医歯薬保健学研究科博士課程後期修了
　　現　在　広島女学院大学人間生活学部管理栄養学科　教授

松本　範子 (まつもと　のりこ)
　　1991 年　奈良佐保女学院短期大学食物栄養学科卒業
　　2007 年　奈良女子大学大学院人間文化研究科社会生活環境学専攻博士後期修了
　　現　在　園田学園女子大学人間健康学部食物栄養学科　教授

金田　直子 (かねだ　なおこ)
　　2001 年　県立広島女子大学生活科学部健康科学科卒業
　　2003 年　県立広島女子大学大学院生活科学研究科健康環境専攻修了
　　2015 年　大阪市立大学大学院生活科学研究科食・健康科学講座博士後期課程単位取得満期退学
　　現　在　帝塚山学院大学人間科学部食物栄養学科　講師

NDC 590　　174p　　30 cm

栄養科学シリーズ NEXT (えいようかがくしりーず)

地域公衆栄養学実習 (ちいきこうしゅうえいようがくじっしゅう)
2022 年 10 月 28 日　第 1 刷発行

編　者　市川知美・松本範子・金田直子 (いちかわともみ　まつもとのりこ　かねだなおこ)
発行者　髙橋明男
発行所　株式会社　講談社
　　　　〒112-8001　東京都文京区音羽 2-12-21
　　　　　　販　売　(03)5395-4415
　　　　　　業　務　(03)5395-3615
編　集　株式会社　講談社サイエンティフィク
　　　　代表　堀越俊一
　　　　〒162-0825　東京都新宿区神楽坂 2-14　ノービィビル
　　　　　　編　集　(03)3235-3701
印刷所　株式会社　双文社印刷
製本所　大口製本印刷株式会社

ISBN978-4-06-526580-2